NA MEDIDA DO POSSÍVEL

Fernando Rocha

NA MEDIDA DO POSSÍVEL

(ou quase)

1ª edição

BestSeller

Rio de Janeiro | 2018

CIP-BRASIL. CATALOGAÇÃO NA PUBLICAÇÃO
SINDICATO NACIONAL DOS EDITORES DE LIVROS, RJ

R573n

Rocha, Fernando
Na medida do possível : (ou quase) / Fernando Rocha. - 1. ed. - Rio de Janeiro : *BestSeller*, 2018.

ISBN 978-85-465-0087-1

1. Emagrecimento. 2. Hábitos de saúde. 3. Exercícios físicos. 4. Qualidade de vida. I. Título.

18-50954

CDD: 613.25
CDU: 613.24

Leandra Felix da Cruz - Bibliotecária - CRB-7/6135

Texto revisado segundo o novo Acordo Ortográfico da Língua Portuguesa.

Fernando Rocha

Copyright © 2018 by Na medida do possível (ou quase)

Design de capa: Túlio Cerquize
Foto de capa: Mary Cruz
Diagramação: Ana Dobón

Todos os direitos reservados. Proibida a reprodução,
no todo ou em parte, sem autorização prévia por escrito da editora,
sejam quais forem os meios empregados.

Direitos exclusivos de publicação em língua portuguesa para o mundo
adquiridos pela
EDITORA BEST SELLER LTDA.
Rua Argentina, 171, parte, São Cristóvão
Rio de Janeiro, RJ - 20921-380

Impresso no Brasil

ISBN 978-85-465-0087-1

Seja um leitor preferencial Record.
Cadastre-se e receba informações sobre nossos lançamentos e nossas promoções.
Atendimento e venda direta ao leitor
mdireto@record.com.br ou (21) 2585-2002

Sumário

O filho do pai por José Dalai 9

Prefácio 11

Prólogo 13

Capítulo 1 - Gordinho Feliz 21

Capítulo 2 - Sobre estar em movimento 33

Capítulo 3 - Correndo (da balança) 47

Capítulo 4 - Afina, Rocha! 57

Capítulo 5 - Por que é tão difícil? 79

Capítulo 6 - Dança que eu quero ver! 89

Capítulo 7 - A vida depois da dança 103

Capítulo 8 - A vida é todo dia 109

Capítulo 9 - E aí, como é que fica? 127

Epílogo 145

Agradecimentos 151

Dedicatória

Pra meu quartel general de amor:

Juju, Rafa e Pêkas.

Pro franguinho com angu e quiabo da dona Sara e do Seu Dalai.

Pros sábados de sol e cerveja gelada com o "The Gus"

e pra risada da Dilas.

Gratidão, sem vocês sou pá furada.

O filho do Pai

Enquanto o Fernando Rocha era pequeno e era apenas "filho do Dalai", me atrevia a dar pitacos variados e palpites.

Depois, tornei-me "pai do grande Fernando Rocha" e meus palpites, como os cabelos, começaram a ficar esbranquiçados, aquela fase em que a gente sabe tudo e ninguém pergunta nada.

Já aos 40 do segundo tempo, percebo que a vida é mesmo um jogo de futebol. Você começa capitão e dono do time, jogando com a 10. Depois, te ajeitam na ponta, com a obrigação de nem avançar nem voltar. De lá, para o banco, "reserva de luxo". Ninguém te pede pra sair, é você que passa a se sentir melhor na arquibancada assistindo o maravilhoso "Rochinhas F.C." jogar, vibrando com os gols, as vitórias, incensando a raça se não é possível vencer.

Às vezes, quando o primeiro tempo está complicado demais, desço ao vestiário só para lembrar a eles que aquele é apenas um jogo, entre centenas de outros, previstos na tabela.

E, caminhada difícil, caminho certo.

Aí, volto à arquibancada, pra bater palmas, como faço agora.

José Dalai Rocha, 80 anos.
Ex-jornalista, ex-publicitário, ex-Juiz de Direito,
hoje Pai do Fernando Rocha.

Prefácio

Meu primeiro contato com o Fernando Rocha foi por meio de algumas histórias que meu pai, Alfredo Halpern, contava sobre os bastidores dos primeiros *Bem Estar*, sempre histórias divertidas e bem-humoradas. Nesse período, tive a oportunidade de assistir a alguns programas, e desde o começo me chamou a atenção, além de sua grande capacidade de comunicação, sua alegria, seu carisma e, principalmente, sua espontaneidade.

Mais tarde, tive a oportunidade de conhecer o Fernando pessoalmente, nos tradicionais cafezinhos pré-programa, ou durante as gravações e outros eventos de que participamos juntos, e tive a feliz surpresa de perceber que, longe das câmeras, ele era exatamente o mesmo: alegre, espontâneo e totalmente autêntico!

Quando li este livro, encontrei o mesmo Fernando nas suas páginas. A grande força destas páginas é contar uma história autêntica e honesta, que pode ter momentos engraçados ao mesmo tempo em que trata de pontos sensíveis com naturalidade, o que não é nada fácil. Abro um parêntese para dizer que fiquei muito honrado por ser convidado a escrever este prefácio. Considerei esse presente uma imensa homenagem à amizade e ao carinho (recíproco) que o Fernando tem (sim, o verbo é no presente) pelo meu pai, que infelizmente nos deixou quando tanto ainda tinha a ensinar. Ao longo das páginas, em diversas citações, é nítida a inspiração que meu pai foi para muitas das mudanças que o Fernando relata.

Livros sobre novas dietas e estratégias "infalíveis" abundam nas prateleiras de bancas e livrarias. "O que ninguém nunca te contou sobre dietas", "A dieta que não tem erro", "Dieta engorda", "Como a indústria te enganou esses anos todos", são vários exemplos de títulos, que por vezes se contradizem, um exposto ao lado do outro, e todos com a proposta de entregar algo salvador e inédito. Na prática, porém, esses manuais estarão escondidos em alguma gaveta da sua casa dentro de poucos meses. Já este livro, sem nenhuma pretensão científica, consegue ser muito mais universal e duradouro. O Fernando se dispõe a descrever sua trajetória, sem apontar caminhos únicos nem supor que tem a fórmula mágica (existe a medida do possível, que cabe na história de cada um).

Como médico que atende constantemente pessoas que buscam perda de peso e melhora da saúde e que estuda muito sobre o assunto, posso dizer com todas as letras que não existe um único caminho: existem caminhos possíveis para cada um. Mesmo quando encontramos uma trilha boa para nós, ela pode ser tortuosa, cheia de altos e baixos. Nas palavras do livro: "Às vezes o caminho mais curto entre dois pontos não é uma reta: pode ser uma estrada de terra cheia de curvas com várias paradas no caminho". Somente essa mensagem já vale ouro.

E mais: o Fernando consegue tratar de uma questão que é, sim, científica, e que a maioria desses livros nunca discute: a manutenção do peso perdido é um processo ativo, e normalmente mais difícil que a própria perda (acrescento que isso acontece mais por razões biológicas que psicológicas, como a redução do gasto energético e o aumento do apetite que ocorre quando a pessoa emagrece). O livro discute pontos que são cientificamente comprovados: a importância do exercício físico na manutenção do peso, a vigilância (pesagens frequentes) como estratégia saudável e não negativa e diversas outras, que culminam na conclusão de que "a vida é todo dia".

Enquanto o mundo e as revistas de saúde buscam uma nova dieta milagrosa, o que este livro passa com clareza é que a chave não está em como se chega lá, mas sim no que fazer a partir da chegada. Essa é uma mensagem que eu tento passar sempre aos meus pacientes, e aos profissionais de saúde que cuidam de outros pacientes. Com o relato do Fernando, talvez essa ideia seja compreendida com mais clareza!

Terminando com uma frase do livro que resume melhor o que eu disse: quando a dieta termina, a vida real bate na porta, e é aí que a história começa.

Que comece a história. Se você procura o que o Fernando procurou e encontrou ao longo desses anos e destas páginas, que comece também a sua história. E que será sempre só sua.

Boa leitura.

Dr. *Bruno Halpern*
Endocrinologista

Prólogo

Estamos em guerra contra os quatro cavaleiros do apocalipse: o sal, o açúcar, a gordura e o álcool.

Na maioria das vezes, é uma delícia perder para eles. Mais da metade da população do planeta segue o fluxo dessa guerra no chamado "sobrepeso". São quase quatro bilhões de habitantes nessa situação. Em contrapartida, nunca vivemos tanto, nunca tivemos tantos remédios, tantos especialistas no assunto e tantas ideias e teorias sobre regimes.

O problema é que regime não é vida real, e a vida é todo dia.

É um paradoxo: quanto maior a oferta de alimentos, temperos e doçuras, mais as pessoas querem "ser emagrecidas". E isso é diferente de emagrecer. Faz sentido. Nessa vasta área gastronômica, também não existe almoço de graça.

Emagrecer é difícil mesmo. Ficar acima do peso também é, e manter o peso, então, nem se fala. A questão é: qual "difícil" você quer para chamar de seu?

Muitos cientistas dizem que a medicina é a ciência das verdades transitórias, e o tratamento da obesidade também cabe nessa frase. Ainda não existe um consenso nem mesmo sobre a forma "politicamente correta" de chamar quem está acima do peso: gordo, gordinho, obeso, pesado, cheinho?

A lista é imensa, e pode ser mais ou menos pejorativa, mas obesidade não é um problema de caráter, nem castigo por mau comportamento. A questão é de luta contra nossos hormônios, nossa genética pré-histórica.

A grande batalha é contra a memória de nossas células de gordura, contra tudo de negativo que a comida representa: carência, ansiedade, depressão. E tudo de positivo também: afeto, acolhimento, amor.

Se um inimigo tão poderoso assim tem várias facetas, não dá para atacá-lo de um único jeito, usando sempre as mesmas armas. Às vezes o caminho mais curto entre dois pontos não é uma reta: pode ser uma estrada de terra cheia de curvas, com várias paradas no caminho.

Um regime nem sempre funciona da forma esperada, nem tão rápido quanto se espera. Afinal, se a gente não engorda de um dia para o outro, por que então achar que seria possível emagrecer de um dia para o outro? Por isso mesmo é que existem tantas opções para começar e recomeçar e para ajudar a não desanimar, a não desistir.

Particularmente, eu nunca achei que fosse encontrar um regime que combinasse com meu estilo de vida, tal qual o comediante norte-americano Groucho Marx, que nunca entraria para um clube que o aceitasse como sócio.

Mesmo assim, acabei encontrando um regime que incrivelmente combinava comigo e descobri que os problemas não terminam com esse encontro. Na verdade, eles não terminam nem quando o regime acaba; quando a dieta termina, a vida real bate à porta, e é aí que a história começa.

Segui o roteiro, obedeci às regras, fechei a boca e comemorei a vida com quase vinte quilos a menos. A ideia de escrever este livro não é para falar sobre o sucesso de um regime nem para passar receitas infalíveis de caldinhos e sobremesas magras.

Isso é fácil de achar na internet e difícil demais para colocar na rotina de todo dia. Quando um carro entra em uma rua na contramão todo mundo dá sinal, avisa, buzina e até grita: olha a contramão! Não é preciso tanto alarde. O motorista sabe das leis de trânsito. Não é uma contravenção involuntária. Ele tem os motivos dele para fazer isso e sabe que pode ser multado. E mesmo assim faz.

Com o excesso de peso também é desse jeito. O gordinho sabe das suas medidas, da sua circunferência abdominal, de suas calças cada vez mais apertadas, da dificuldade de encontrar uma roupa do seu número e, principalmente, de controlar sua compulsão por comida.

Fernando Rocha 15

Em uma festa infantil, por exemplo, enquanto alguns enxergam na mesa o brigadeiro, o quindim, todos os docinhos ao lado do bolo e os enfeites, o obeso tem outra visão: ele enxerga as bandejas; ele fica com água na boca para comer dúzias ou centenas. Esse é o famoso pensamento gordo. Essa é a cabeça gorda. Não é por unidade, a conta gorda é outra: é por muita quantidade. É por isso que não adianta os familiares e os amigos próximos pedirem para a pessoa emagrecer.

Também não adianta o médico falar dos fatores de risco para várias doenças: infarto, AVC, diabetes, cirrose e dezenas de tipos de câncer. Cada um tem o momento certo e muito especial para se convencer. É o ponto de mudança. É a virada da chave. É a gota d'água que transborda o copo.

Quando uma rocha imensa se desfaz com uma marretada poderosa e definitiva, não foi esse último golpe que causou a ruptura. Foram vários outros, centenas de marteladas ao longo do tempo, batendo e batendo e batendo até que um dia... a rocha entrega os pontos.

Ao longo desses anos todos apresentando o programa *Bem Estar* na TV Globo, já ouvi muitas histórias sobre a hora exata em que essa mudança acontece: o clique pode ser no momento do banho, com o susto de olhar para baixo e não enxergar os dedos do pé por causa da barriga imensa, ou na hora de tentar — e não conseguir — amarrar o próprio sapato. Tem gente que muda por não se reconhecer em uma foto antiga, tamanha a diferença entre o antes e o agora. Tem gente, também, que muda a forma de pensar quando precisa fazer uma radiografia ou qualquer outro exame em que seja necessário o uso de uma maca de raios x e passa pelo constrangimento de ouvir do médico que por causa do peso exagerado do paciente o único lugar para fazer esse procedimento com segurança, sem quebrar a maca, é os raios x do hospital veterinário ou então o do Jockey Club. Dá para imaginar o constrangimento? Já soube de pessoas que decidiram emagrecer nesse dia.

Eu não cheguei a tal ponto, mas, como todo gordinho que se preze, já tinha uma lista pronta de justificativas para me aceitar no espelho com todos aqueles quilos a mais.

Mais de três anos depois de ter feito as pazes com a balança e controlar o peso sem fazer regime, achei que seria o momento oportuno de contar esta história. E também de dizer que essa é uma luta que ainda continua todos os dias.

Ela vai além do processo de emagrecimento e manutenção de peso.É a reunião de três momentos de superação que compartilhei ao vivo todas as manhãs com milhões de telespectadores.

O ponto de convergência é este: a televisão — exposição além do normal — e o fantasma da frustração de não corresponder à expectativa de milhões de pessoas torcendo por mim.

Meu desafio pessoal de correr, emagrecer e dançar também faz parte da lista de resoluções de ano-novo de muita gente, ano após ano, mas, na maioria das vezes, esses desejos vão se perdendo ao longo do ano, ao longo da vida.

Eu perdi a conta de quantas vezes sonhei que completava a São Silvestre. Também perdi a conta de quantas vezes tentei correr e parei com aquela terrível dor na altura da cintura.

Hoje a corrida faz parte da minha rotina. É orgânico e simples. É um prazer possível e muito mais fácil do que parece, e o sonho de completar a corrida de rua mais famosa do Brasil já foi realizado cinco vezes.

Claro que eu também achava que não sabia dançar. Não que agora eu saiba, porém, hoje, dançar também ficou mais simples. Virou um prazer mais acessível. E isso não tem nenhuma relação com ritmo ou coordenação motora. Foi pensando e dançando assim — na teoria e na prática — que eu sobrevivi a cinco ritmos diferentes na Dança dos Famosos.

Muita gente se identificou comigo. Gente que confunde esquerda com direita ou que troca o ir para a frente com o ir para trás e vice-versa. As pessoas começaram a me parar na rua para dizer que, antes, tinham que tomar uma cerveja para dançar, mas, depois que viram o que eu fiz, ficaram mais encorajadas.

Nessas horas eu sempre respondo que com cerveja a dança fica mesmo muito melhor, mas é possível dançar de todo jeito.

Continuo respondendo, também, que não existe nenhuma mágica para emagrecer, existe a medida do possível que cabe na história de cada um.

A minha é uma somatória de várias experiências. É fruto da convivência diária durante mais de sete anos com médicos e profissionais da área de saúde das mais variadas especialidades. Foi nesse emaranhado de informações que encontrei um jeito de caminhar (e também de correr, emagrecer e dançar).

Espero que minha história ajude a construir outras. Cada qual com sua medida. Ela não é universal. Não é a medida da vizinha, nem da atriz de novela na capa da revista. Também não é a medida de um peso inalcançável.

Esse é sempre um bom parâmetro para começar o desafio do emagrecimento. Meu amigo Dr. Alfredo Halpern sempre perguntava a seus pacientes:

— Você já teve esse peso que está perseguindo? Já foi magro assim alguma vez na vida?

— Não.

— Então, se nunca foi, por que cismou de ser tão magro agora? Por que não rever suas metas? Se você nunca teve esse peso que sonha ter, deve ter algum motivo para isso.

E sempre tem. Os motivos sempre aparecem na história de cada um.

Se existem mais de duzentos tipos conhecidos dessa doença chamada obesidade, é claro que não é possível existir um só remédio para combatê-la. Mas sem vontade própria, sem esforço, sem planejamento e sem disciplina nenhum remédio funciona.

Velhas chaves não abrem novas portas.

"A carne é fraca, mas sempre vence."

Capítulo Um

Gordinho feliz

Eu passei muito tempo administrando os três dígitos na balança. Sinceramente, essa não era uma questão que me tirava o sono. Tenho 1,82m e uma vida que passa longe do sedentarismo. Além do colesterol, minhas artérias carregam muita tradição mineira — só falo que sou mineiro quando me perguntam, porque não gosto de ficar contando vantagem, mas assumo que tenho duas qualidades: sou mineiro e cruzeirense.

Em minha lista enorme das melhores coisas que existem neste mundo estão: conversa de boteco, mesa de bar, tira-gosto, costelinha frita e cerveja de garrafa — aliás, sempre deixo claro que cerveja long neck não é de garrafa, e chope, muito menos.

Eu amo a cerveja de garrafa porque ela precisa ser compartilhada. Ela combina com a conversa que avança na tarde de sábado, ou na noite de quarta-feira — ou seja, o dia que for. Essa minha admiração pela conversa sempre esteve ligada ao meu ofício de contador de histórias.

E conversa boa e história bem contada, em Minas Gerais, não existem sem pão de queijo com cafezinho quente. Em Minas, comida é afeto, e afeto é uma delícia.

Acontece que fui embora de Minas.

Dizem que mineiro que não sai de Minas tem defeito de fabricação, não é exportável. Fui para Pernambuco, para o Rio de Janeiro e para São Paulo. Nesse meio-tempo, casei e descasei e precisei me reinventar para seguir em frente.

Conto essas particularidades para mostrar que tudo isso ao longo dos novembros e das primaveras é fator de risco para a obesidade. Comprovadamente, uma mudança de cidade e uma separação podem fazer engordar.

E que tal duas mudanças de cidade e duas separações?

Tiro e queda. Nos últimos vinte anos, fui acumulando calorias: da sinfonia de frutos do mar em Pernambuco, da feijoada carioca, da pizza de São Paulo, tudo isso com o auxílio luxuoso das várias calorias vazias.

Nutricionistas e endocrinologistas adoram dizer que o álcool é uma caloria vazia. É verdade verdadeira, apesar de considerar uma injustiça não só com a cerveja, mas com o vinho, com o rum, com a tequila...

Não me lembro do espanto que tive, nem do dia em que, pela primeira vez, a balança ultrapassou a marca dos cem quilos. Lembro, porém, de outra marca: os cento e quinze quilos em uma manhã de segunda-feira. Nada que me fizesse perder o sono, nem recusar um convite para jantar naquele mesmo dia. Não me imaginava fazendo nenhum regime. Tinha ódio de torradinhas com requeijão light, de qualquer regra, de qualquer plano, de qualquer esquema ou tentativa de me enquadrar em alguma rotina alimentar. Meu lema era resistir a tudo (menos às tentações).

Além disso, vivia, na prática, outra tese: a carne é fraca, mas sempre vence.

Foi com esse peso e com esse discurso cheio de orgulho e resistência que comecei uma travessia oceânica: a apresentação de um programa diário sobre saúde e qualidade de vida.

Um tremendo paradoxo.

Mesmo assim, durante toda a arquitetura desse projeto que durou cerca de dois anos, ninguém nunca me pediu para emagrecer. Foram dezenas de pilotos, testes de formato, linguagem, cenários, figurinos, e nunca ninguém fez referência a esse assunto tão evidente, tão pesado.

Tudo era motivo para ser discutido: a cor do sofá, a posição da mesa, as plantas, a iluminação, o enquadramento das câmeras... Eu era um gordinho tão convicto que, logo no programa de estreia, discutimos um tema que seria recorrente em nossas pautas, um campeão de audiência: a epidemia da obesidade.

E foi também nesse primeiro dia que encontrei minha zona de conforto, a caminha quente para me acomodar. Se metade dos brasileiros está, de fato, acima do peso, então eu me declaro, desde sempre — e com muito orgulho — representante dessa parcela da população.

Os números são ainda mais impressionantes porque mais da metade da população do planeta também está acima do peso. A Mari, com toda a sua elegância, ficaria com a parte saudável e magra. O sonho de milhares de brasileiras: a vastidão de um cabelo dourado e bem tratado com horas de salão de beleza e as mais sofisticadas técnicas, escovas, tesouras e cremes. Um arsenal disponível para quem tem tempo e cartão de crédito. O sorriso fácil, a pele bem cuidada, as perguntas inteligentes... a imagem da perfeição.

Nem precisava, mas o pacote completo ainda vem com um nome tão forte que mistura credibilidade e ataque, doçura e corte afiado. Ferrão. Mariana Ferrão. Nesse tempo eu ainda não tinha ideia do quanto ficaríamos próximos, cúmplices. E de como aprenderíamos a conversar sem falar nenhuma palavra. Só com o olhar. O que é fundamental em um programa ao vivo. Também não sabia que ela seria minha irmã mais velha, mesmo com dez anos a menos.

Nesse começo, eu era exatamente o oposto de todo esse requinte. Não que agora eu seja diferente, mas é que nessa época de três dígitos na balança as diferenças eram mais evidentes. Mesmo assim, a receita deu certo.

Um gordinho simpático, falando sobre exercício físico, tentando rodar um bambolê, derrubando pratos e copos para falar de coordenação motora e, sempre que possível, exaltando a beleza singela de quem convive com estrias e culotes. "Sabe o que significa celulite? Gostosura em braile!"; "celulite não tem dose, tem lordose." Enquanto isso, uma loira elegante e magra conserta as trapalhadas rindo de tudo como se estivesse na cozinha de casa.

O público parecia gostar, mas nas redes sociais não tinha perdão. Era o auge do Twitter, e cada perfil, cada comentário de cento e quarenta caracteres era um megafone potente que a internet entregava nas mãos de qualquer um para falar sobre qualquer assunto, com qualquer opinião, com qualquer nível de inteligência e imparcialidade. E, sendo assim, parecia que qualquer opinião tinha força.

Fiz questão de guardar alguns exemplos:

"Na próxima festa à fantasia, vou vestido de gordinho do Bem Estar."

"Quem colocou esse cara apresentando o Bem Estar quer zoar os gordinhos do mundo."

"Colocar um gordo pra apresentar um programa de saúde não caracteriza bullying, produção?!"

Hoje eu acho engraçado, mas naquele começo de caminhada era munição pesada que me atingia em cheio. Minha reação era respirar fundo e fingir que nada acontecia.

Eu corria da balança igual o diabo foge da cruz. Uma reação compreensível, porque, antes de tudo, eu não me enxergava gordo — por mais estranho que pareça.

Depois do susto dos cento e quinze quilos, nunca mais me pesei. E pronto, simples assim. Eu não enxergava o problema, então ele não existia. Foi a forma mais rápida e confortável de resolver (sem resolver) o peso que eu carregava, não exatamente nas costas, mas no corpo todo — principalmente na barriga.

E se alguém, por acaso, viesse me dizer que esse é um método covarde de não enxergar o que todo mundo enxerga eu diria com calma: "não estou enxergando nenhum problema".

A Milena Botelho, figurinista do programa, passava cada vez mais aperto para achar uma roupa que me caísse bem. As lojas sofisticadas que vestem os apresentadores logicamente trabalham com modelagens tradicionais, que não incluem os chamados plus size, que no bom português significa roupa em maiores medidas. Nada contra. É só uma questão óbvia de padrões de estética que existem desde que o mundo é mundo e a televisão é televisão.

Mas, ideologicamente, convenhamos que é no mínimo desconfortável ver um apresentador estilo plus size falando sobre a relação mórbida da obesidade com uma lista imensa de doenças: diabetes, câncer, pressão alta, depressão, endometriose, artrite, artrose, trombose, cirrose...

E como falar da importância de uma fita métrica para medir a circunferência abdominal encolhendo a barriga? E, para completar o show de horrores, como dizer que isso é importante para a saúde do coração? Qual coração, cara-pálida? O seu?

Com um desconforto cada vez mais evidente, eu falava, mas não fazia o que falava. E, ainda, tinha desprendimento para sugerir o uso da mesma fita métrica na conferência de volume do pescoço, que pode acumular gordura na carótida e causar um acidente vascular cerebral. Que perigo! Não exatamente para mim, mas, na vida real, perfeitamente para mim.

Os modelos de roupas do dia a dia iam ficando cada vez mais escassos, mas a querida Milena era e ainda é muito discreta e procurava sempre uma loja com um número a mais. Não tocava no assunto e não deixava que eu percebesse o problema como de fato ele se apresentava. O número das roupas só aumentava, e as lojas iam diminuindo.

Eu também me esforçava para isso, ser discreto. Quando separava um modelo menor do que caberia em mim, eu fazia questão de agradecer a confiança que ela tinha tido em escolher aquele tamanho, sem esquecer o pensamento positivo de que um dia tudo daria certo: que a camisa e a calça ainda serviriam como uma luva.

Só que não.

Era uma decepção atrás da outra. Eram literalmente tempos apertados aqueles. Eu tentava contornar a situação com medidas paliativas.

Acho que o mais simples para a época foi uma solução recreativa. Ouvi uma entrevista de uma consultora de moda e coloquei em prática o que ela disse: calças com a barra mais curta fazem emagrecer. É só imaginar o contrário disso para saber que a teoria tem fundamento. Em qualquer casamento, em qualquer baile de formatura tem sempre alguém com aquele terno além da medida com a barra fazendo dobra.

Uma espécie de papada em tons de cinza, marrom, grafite, azul-marinho, azul-escuro, petróleo, risca de giz, tanto faz. É horrível demais da conta do mesmo jeito. E de qualquer cor.

O contrário é de uma sobriedade que só os muito elegantes têm. Uma barra feita sob medida, sem sobras nem dobras, um terno "chique no último".

Na medida em que foi possível, eu trouxe essas normas para o meu figurino de todo dia. Eu mesmo encurtava a barra manualmente, mesmo que um lado ficasse maior ou menor que o outro.

Fiz dessa recomendação um argumento de estilo com licença poética. E, para evitar dobras, subi a medida a meu modo e passei a usar assumidamente o que em Minas se chama de "calça pega frango" ou "calça pula brejo".

Para completar o disfarce, para não deixar dúvidas, ou para ninguém achar que era por acaso, inaugurei, quase intuitivamente, a fase "meias divertidas". Coloridas e sem combinar com absolutamente nada, elas serviam para desviar a atenção do resto do corpo. Quem vê meia não vê barriga.

Guardando as devidas proporções, era o mesmo que fez o atacante Ronaldo Fenômeno na final contra a Alemanha na Copa do Mundo de 2002: o inusitado corte de cabelo estilo Cascão era uma tentativa de chamar a atenção dos adversários. Não para ele, mas para o cabelo dele. O Brasil foi campeão do mundo, e aquele corte de cabelo de gosto duvidoso virou moda.

Gostei tanto da estratégia das meias que ainda continuo usando. Agora com ainda mais alegria e ousadia. Fui descobrindo, ao longo desses anos, que uma meia com estampas é uma espécie de uniforme contra a mesmice, o tédio e o mau humor que nos cercam todo dia. Ninguém fica imune a um par de meias com balões coloridos. Ou a meias vermelhas com raios e nuvens azuis. As possibilidades são infinitas, difícil é ter coragem de usar.

Mas essa história vem mudando. A cada semana eu recebo uma meia diferente de presente. Gente que se identifica com a causa que eu nem sei bem qual é. Mas daí eu uso a meia, subo a barra da calça, faço o programa e um tanto de gente sente que a vida pode ser mais feliz à toa.

Só por causa de um par de meias que tinha umas pizzas, ou umas estrelinhas, umas bolas coloridas ou qualquer coisa, qualquer bobagem.

A vida seguia. O programa ia ganhando vida, personalidade, e eu também. Quando o assunto era ginástica, eu fazia ginástica, quando o assunto era dança... Eu dançava.

A primeira experiência foi um desajeitado grude na cintura de uma revelação do tecnobrega do norte do Brasil. Ela veio de longe só para participar do programa. Ainda se chamava "Beyoncé do Pará", mas pouco tempo depois ficou conhecida como Gaby Amarantos. Foi assim que eu comecei no mundo da dança de televisão. Nem sei se existe um estilo de dança assim, mas também não existia um programa exclusivamente sobre saúde na TV aberta brasileira. E nossa proposta era falar de informação útil sobre saúde, o espectro é muito amplo. Sendo assim, dançar é uma informação útil.

A Mariana tem muito entusiasmo ao falar da dança. Fez vários cursos, conhece vários ritmos e defendia nas reuniões de pauta que deveríamos fazer programas exclusivos sobre o tema para estimular o telespectador.

Nessas horas eu sentia um calafrio na espinha. Eu nunca conseguiria fazer o que imaginava que ela sabia fazer. Lembrava das antigas festinhas de aniversário dos meus filhos, quando eles me pediam, envergonhados:

— Pai, se a gente te pedir uma coisa você faz?

— Claro. O quê?

— Não dança!? Por favor!

Eu tenho muito que agradecer à queridíssima Gaby Amarantos. Foi a irreverência dela que me contagiou. Ela se apresentou com uma versão brasileira da música da Beyoncé que estava bombando na época, "Single Ladies", que, na versão daquele furacão paraense, virou "Hoje eu tô solteira". A ideia era ensinar as pessoas em casa a fazer os mesmo passos. Logo no ensaio, minutos antes da entrada ao vivo, resolvi que seria melhor fazer do jeito que eu conseguia e da maneira mais verdadeira possível. Tomei fôlego, respirei fundo e fui. Tinha uma coreógrafa, tinha a Mari, tinha a Gaby e tinha eu, todos em cena. Todo mundo ia para a esquerda e eu ia para a direita. Quando o passo era para a frente eu ia para trás, e vice-versa. Até que a Gaby percebeu aquele descompasso imenso. Eu era um hipopótamo dançando com o Balé Bolshoi, quando ela se aproximou e pediu:

— Segura na minha cintura que você não se perde mais.

E veio rebolando de costas em minha direção, ao vivo para milhões de telespectadores em todo o Brasil e em mais cento e cinquenta países pela Globo Internacional.

Nem deu tempo de pensar. Segurei firme, senti a textura de lycra do collant azul-piscina e me conectei com a energia daquele furacão paraense.

Foi um milagre! Ela requebrava e eu também. Ela virava de lado e eu também. A sensação era de liberdade e descoberta. Existia sim uma possibilidade de trilhar aquele caminho. Eu tinha jeito!

De alguma forma muito especial, eu tinha conseguido dançar. Quem, literalmente, deu o aval a essa conquista foi nossa diretora Patrícia Carvalho. Ela entendeu que programas de dança combinavam com a descontração das sextas-feiras e que o fato de errar os passos só deixava tudo mais humano, mais orgânico. Mais próximo de um público que sentia esse mesmo drama e podia se identificar comigo.

Então, pronto! Lá fomos nós, de novo, para outras aventuras.

Algumas semanas depois, mandei ver no ritmo kuduro, que era sucesso na novela *Avenida Brasil*. O coreógrafo Dudu Neves trouxe ao estúdio os bailarinos que dançavam na genial abertura da novela para ensinar, passo a passo, esse ritmo que surgiu em Angola nos anos 1980, foi influenciado pelo rap e outras sonoridades e fez, mais tarde, o maior sucesso em outros países de língua portuguesa.

Os movimentos são frenéticos e com muito rebolado, mas o plano era fazer tudo bem devagar para todos que assistiam ao programa em casa entenderem direitinho.

Claro que dançar kuduro não é tão simples assim. Claro que eu não entendi absolutamente nada da coreografia. Mas Dudu Neves caiu do céu, foi o rei da paciência comigo. Também devo a ele um agradecimento especial. Logicamente, ele sentiu minha dificuldade em acompanhar o movimento das bailarinas.

É impressionante como parece simples rebolar daquele jeito. Elas flutuavam no ar. Fiquei imaginando que quem sabe dançar deve ter a mesma sensação de aprender a falar um idioma complicado, falar russo, por exemplo.

As bailarinas também tinham todo o cuidado comigo, repetiam demoradamente cada passo. Às vezes até em câmera lenta, mas nem assim eu conseguia fazer igual.

Então Dudu Neves lembrou que o kuduro tem em sua essência angolana um estilo livre, ou seja, tem uma hora em que cada um faz o que bem entender.

— Jura, Dudu? É verdade?

— Claro! Faça do seu jeito, descubra um jeito. Aliás, saiba que você tem jeito!

Foi então que eu descobri outro ponto importante relacionado a dançar: cada um tem o seu jeito. Por mais desengonçado que seja, cada um tem seu tempo.

Minha total falta de coordenação era exatamente meu melhor estilo. Nunca mais eu iria me preocupar com esse detalhe de não saber dançar.

Ao contrário, eu sabia. E, sendo assim, fui dançar essa tal dança de televisão.

Teve zumba, samba, funk, tango, stiletto, forró, bolero, hip-hop, disco, valsa, axé, baile, tecnobrega... A dança ganhou tanto espaço no programa que fomos para o Rio de Janeiro gravar uma reportagem em um famoso baile charme debaixo do viaduto de Madureira.

Também teve uma deliciosa declaração de afeto da cantora Claudia Leitte aprovando, com louvor, uma adaptação livre que fiz de uma coreografia dela chamada "Largadinho". Me identifiquei demais com a letra, que dizia: "se você quiser pode dançar largadinho, largadinho".

A verdade é que cada um solta a franga de acordo com seu galinheiro. A falta de ritmo e a confusão entre perna esquerda e braço direito fizeram sucesso. A repercussão na internet era imensa, e, alguns anos mais tarde, eu estaria na Dança dos Famosos, representando mais uma categoria social: os excluídos do ritmo, os desprovidos de coordenação; eles estão por toda parte esperando uma chance, tomando uma cerveja com um shot para ganhar coragem e enfrentar as pistas do mundo.

Milhares de pessoas me param hoje nas ruas, em aeroportos e em supermercados para me agradecer de alguma forma:

— Fernando, antes eu só conseguia dançar quando tomava uma cervejinha, mas, depois de você, tomei coragem e já estou dançando de qualquer jeito. Que libertação!

Eu sempre digo que a dança fica mais animada com uma cervejinha e, mais ainda, com uma vodca e um Campari.

Mas, se não tiver jeito, dance da mesma maneira que ninguém está preocupado com seu ritmo; talvez sua mulher, sua sogra e seus filhos. E, por falar em filhos, eles, que me pediam encarecidamente para não dançar nas festinhas de aniversário, agora tinham mudado de opinião:

— Pai, a gente vai chamar uns amigos aqui em casa. Será que você pode dançar pelo menos um pouquinho pra gente dar umas risadas?

E sendo assim, mesmo com toda essa falta de jeito, fui o primeiro jornalista da TV Globo a participar da Dança dos Famosos no *Domingão do Faustão*.

Sobre esse assunto a gente conversa mais para a frente, porque havia outro desafio me aguardando: a corrida de São Silvestre. E também existia na época um pequeno grande problema para resolver: eu não sabia correr e não tinha a menor ideia de como aprender. E pior: não sabia nem por onde começar.

"A dor é de cada um e a delícia também."

Capítulo Dois

Sobre estar em movimento

A meu favor eu tinha aquele sonho recorrente que era devidamente sonhado com muito orgulho: cruzar a linha de chegada da São Silvestre. Eu me imaginava completando a prova com o suor da missão cumprida, com os hormônios de prazer transbordando.

Uma vez comentei isso com o preparador físico José Rubens D'Elia, que, na época, era um dos consultores do programa. Ele imediatamente respondeu:

— Vamos este ano? Você consegue. Eu tenho certeza que consegue.

D'Elia cuidou durante muitos anos da equipe olímpica de ciclismo, foi preparador físico do velejador Robert Scheidt e treinou diversos atletas para as Olimpíadas em Los Angeles, Seul, Barcelona, Sidney, Atenas e Pequim. Com essa lista, eu não tinha razão para duvidar de que daria certo, mesmo sabendo que milagres não existem e que tudo dependeria mais de mim do que dele.

Era início de outubro. Seriam apenas três meses de preparação. D'Elia me garantiu que esse tempo seria suficiente e eu acreditei, mesmo fazendo questão de combinar que não teria treino às sextas e sábado e domingo seriam dias "flutuantes".

Na verdade, isso significava que eu continuaria com meus finais de semana à moda mineira e guardando o sábado para o sagrado slow food, uma brincadeira com essa moda gastronômica enjoada de comer devagar nos restaurantes de três letras no nome e três dígitos na conta. O slow food da Rua Peixoto Gomide — onde morei por dez anos — era diferente: era tão slow, mas tão slow que, às vezes, nem tinha food.

Slow food tarja preta, slow food águas profundas, slow food xamânico, slow food de Natal, slow food de Semana Santa, slow food de carnaval, slow food de qualquer feriado, tudo desculpa para tomar cerveja o dia inteiro. E é claro que treino para São Silvestre não combina com essa festa toda.

O problema é que eu tinha me comprometido com o público. Anunciei o projeto ao vivo: uma corrida misturada com reportagem e desafio. O gordinho apresentador do *Bem Estar* queria provar que existem outros indicativos de saúde além da balança. E como se diz em Minas: "Você não é obrigado a prometer nada, mas se prometer tem que cumprir".

A São Silvestre tem quinze quilômetros de extensão. É famosa por acontecer no último dia do ano e também pelo circuito cheio de nomes e referências que o Brasil inteiro conhece.

Para mim, na infância de Belo Horizonte, o circuito da prova era praticamente um tabuleiro do Banco Imobiliário: Avenida Angélica, Rua Augusta, Avenida Brigadeiro Luís Antônio... Lembro até hoje de um Réveillon da adolescência em 1983: a corrida ainda acontecia à noite, e um mineiro chamado João da Mata venceu e foi recebido como herói no aeroporto da Pampulha. Entrou para a categoria de mineiros notáveis.

Quase trinta anos depois, eu era repórter esportivo, morava em São Paulo e participei emocionado da transmissão da prova pela

Globo. A largada parece que não vai terminar nunca. Um mar de gente, centenas de cartazes com homenagens para quase todas as cidades do Brasil e muita gente vestida de Papai Noel, Lampião, Batman, Elvis Presley. Até o Coelhinho da Páscoa aparece nessa despedida do ano. Nos alambrados do circuito muita gente disputa espaço para desejar felicidade e disposição. Quem corre também bate palmas e agradece. Faltava pouco para que eu estivesse nessa festa, faltava só aprender a correr.

Andar, eu andava bem e gostava muito. Virei peregrino de raiz durante uma série de reportagens sobre o "Caminho do Sol", uma rota de peregrinação que é treino para o caminho de Santiago de Compostela. O interior de São Paulo de pé em pé e passo a passo em quase trezentos quilômetros.

A saída é em Santana de Parnaíba, na região metropolitana de São Paulo, e a chegada, onze dias depois, é em Águas de São Pedro. Antes disso, passamos por Pirapora do Bom Jesus, Cabreúva, Itu, Salto, Elias Fausto e Piracicaba.

A reportagem foi uma das mais emocionantes que fiz em quase trinta anos de profissão. Acompanhei um grupo de quinze pessoas com ideias, planos, idades e profissões diferentes. Tinha engenheiro, professor, estudante, administrador de empresas e até um desembargador. Mas o caminho tornava todo mundo igual. Durante esses dias a única atividade, o único propósito é caminhar. Chegar de um ponto a outro, no tempo que for necessário para cada um.

São, em média, vinte quilômetros por dia e quase sempre com muito sol e muito calor. Os pontos de apoio são previamente acertados: alojamentos, fazendas, casas simples de moradores da região que recebem os peregrinos e oferecem cama, almoço, jantar e café da manhã. O preço é diferente em cada lugar, e as diárias vão de 130 a 170 reais, com as refeições incluídas.

A caminhada é feita em grupos, às vezes em dupla ou em trio, mas, invariavelmente, se caminha sozinho. Essa é a melhor parte: criar um fluxo de pensamento e autoentendimento. Vale conversar alto, cantar mais alto ainda e nem lembrar que existe celular no mundo. Mesmo porque na maior parte do trajeto não tem sinal.

Quando eu cheguei para começar a jornada com eles, alguns reclamaram que não teriam privacidade, que se sentiriam invadidos com uma equipe de reportagem acompanhando e registrando tudo. Eu me lembro de um engenheiro com cara de poucos amigos que me disse:

— Vim aqui pra encontrar o meu eu. Sua equipe vai me atrapalhar.

Não só não atrapalhou como ficamos amigos. Ele tinha acabado de se aposentar e vinha de um período longo de trabalho na usina de Itaipu, em Foz do Iguaçu. Tinha vários motivos para encontrar o "eu" dele da forma que bem entendesse e falava tanto disso que, no meio da jornada, seu nome passou a ser "meu eu".

E, como a vida precisa de pausas e as pausas também precisam de vida, invariavelmente, em cada ponto de parada existia bem por perto uma daquelas tradicionais vendas do interior paulista, que também se parecem com as tradicionais vendas do interior de Minas Gerais.

Cardápio básico e honesto, cerveja geladinha, tira-gosto quentinho e pinga da roça da melhor qualidade. Como já disse, não existia mais nenhuma atividade além da caminhada diária, quando todas as tarefas estavam resolvidas. Ou seja, vinte quilômetros percorridos, roupa lavada, banho tomado e almoço terminado, era hora de ir para a venda. Que vida boa era aquela!

Rapidamente o grupo entendeu que eu estava com eles, que estava no mesmo barco, ou melhor, na mesma mesa, tomando a mesma cerveja. E principalmente na mesma estrada.

Eu havia sugerido a pauta também para tentar me encontrar naquele caminho. Tinha acabado de fazer 40 anos e estava recém-separado da mãe dos meus filhos, com quem tinha vivido por quinze anos. Queria buscar algumas respostas e sabia, desde sempre, que algumas perguntas são mais importantes que as respostas.

— Fiquem tranquilos! Eu não vou perturbar. Como repórter, eu vou mostrar o que acontece, mas vou sentir na pele tudo que vocês sentirem. Não vou entrar no carro de apoio nenhuma vez.

Vou levar a mesma mochila que vocês, o mesmo cajado, o mesmo suor, as mesmas bolhas no pé.

O cinegrafista Laércio Domingues foi muito sensível, discreto. Aparecia numa ponta de estrada, esperava o grupo passar por ele e, se fosse o caso, eu comentava alguma coisa sobre aquele momento. Era como se não existisse uma câmera por perto.

O operador de áudio Jair Pimentel, que também dirigia o carro com os equipamentos, usava aparelhos sofisticados e captava nossa conversa sem usar aquele incômodo microfone que tanto inibe os entrevistados. Ele captava o som ambiente, o nosso e o da natureza ao redor com uma vara longa e um microfone boom.

Claro que a todo momento existia a consciência de que uma história estava sendo contada. Apesar de tanto desprendimento e tanta licença poética, eu tinha um roteiro a seguir. Precisava de depoimentos sobre a forma como aquelas pessoas estavam enfrentando a caminhada, o sol, a mochila pesada.

Alguns não quiseram falar, mas não se afastaram de mim. Eu respeitei as individualidades e garanti que eles sequer iriam aparecer na reportagem. Se, por acaso, fossem filmados, seriam cortados na ilha de edição. O "meu eu", por exemplo, era um deles, mas, mesmo assim, estabeleceu uma relação de confiança comigo e com toda a nossa equipe.

A edição final ficaria por conta de uma grande amiga, Leda Pasta, que teve todo o cuidado para que esse acordo fosse cumprido à risca.

Sendo assim, tudo foi fluindo. Parecia uma conversa natural de peregrinos de primeira viagem. Caminhando, almoçando, indo para a venda, dormindo, tomando café e caminhando de novo, para, no dia seguinte, começar tudo outra vez. Claro que, em alguns momentos, a dor e o cansaço são maiores que todas as boas intenções e boas emoções, mas existe uma regra de ouro: você pode desistir quando bem entender, desde que seja sempre pela manhã, nunca no calor da chegada, com os pés doendo e a cabeça quente.

A estrada é sinalizada por setas amarelas, e acontece de um grupo passar direto por elas e seguir no erro por três, quatro, cinco quilômetros, às vezes de subida e sol forte. Depois de descoberto o erro, não existe outra opção, é preciso voltar. Um erro vira quilômetros duplicados, sem contar a parte que falta no caminho certo.

Dá para imaginar a irritação? A dor nas costas, a fisgada no joelho? Às vezes é por esse motivo que o peregrino cansado decide abandonar tudo. E antes pode até se desentender com os colegas.

— Ok, você pode desistir, nenhum problema. Mas tome banho, almoce, descanse um pouco e amanhã cedo, depois do café, você decide o que fazer. Combinado?

Essas regras eram fielmente seguidas por quem recebia o grupo. Sempre dava certo. Passei por todas essas dificuldades, muitos erros de rota, mas não tive nenhuma vontade de desistir. A força da responsabilidade de fazer a reportagem era maior que tudo. Foi uma determinação que me surpreendeu.

Mostrei as dificuldades, a alegria, a amizade que surgia entre todos nós. Foi interessante perceber a mudança na escala de valores que uma jornada assim proporciona. O que de verdade é preciso carregar na mochila? Quanto peso você realmente precisa levar?

O esforço em conjunto fez o grupo ficar mais unido e mais simples. Muita gente nunca tinha lavado uma peça de roupa no tanque, com sabão em barra, ensaboando, esfregando calça, camisa, meia e cueca. A toalha é substituída por uma fralda de pano, que é mais leve e seca mais rápido. Tudo tem que ser leve, tudo tem que secar rapidamente em uma tarde, tudo tem que ser prático e simples.

É uma metáfora interessante de como a vida realmente deveria ser. Nem relógio é preciso usar. Cada um segue seu tempo e chega do jeito que é possível, sem pressa, nem pressão. É uma experiência fantástica, que torna quase inevitável o sonho de um dia completar o caminho de Santiago de Compostela.

Ao todo ele tem cerca de 900 quilômetros e demora, em média, 40 dias. Essa preciosidade de aventura eu guardo na gaveta mais nobre da minha estante de possibilidades. Enquanto Compostela não chega, eu sigo tentando ser peregrino na vida real.

Coloquei na rotina uma volta para casa a pé duas vezes por semana. Tento fazer isso até hoje, na medida do possível. Mesmo assim, adoro caminhar para fazer as coisas que parecem mais absurdas.

Por exemplo, desembarcar no Aeroporto de Congonhas e ir para casa andando até a região da Avenida Paulista, 15 quilômetros de distância — claro que sem mala para carregar.

Quando viajo também faço questão desses longos trajetos. No Rio de Janeiro, já fui a pé do Jardim Botânico até o Aeroporto Santos Dumont. E, em Belo Horizonte, já dei uma volta inteira na Avenida do Contorno, que circunda toda a parte central da cidade.

Quando fiz outra série de reportagens sobre os desafios na infraestrutura para o governo de São Paulo, passei cerca de nove meses percorrendo todo o interior paulista — dessa vez, de carro. Quando via uma placa indicando que nosso destino estava a 10 ou 15 quilômetros de distância, eu pedia à equipe para parar e me deixar caminhar até lá. Quando eu chegava, eles já tinham feito imagens da igreja, da praça e da avenida principal e já sabiam onde a gente ia almoçar e jantar. Sempre funcionava.

Uma cidade como São Paulo, que tem oito milhões de veículos, precisa urgentemente de alternativas, precisa de mais gente nas calçadas e menos gente dentro dos carros. E grandes mudanças também começam com iniciativas individuais. Não é com viaduto, pontes e túneis que o congestionamento vai diminuir. Isso só estimula as pessoas a usarem mais o carro.

Do meu trabalho à minha casa são cerca de 10 quilômetros de distância. Dependendo do dia e do trânsito, o trajeto feito de carro demora mais tempo, não queima calorias e é muito mais desgastante, por isso o carro nunca é minha primeira opção de deslocamento. Ao contrário, é a última das possibilidades.

Uma das melhores caminhadas da semana é a ida para a sessão de terapia lacaniana que faço há quase uma década; o consultório é na Vila Madalena.

Tradicionalmente, as sessões têm o chamado tempo lógico: uma frase, um raciocínio, uma percepção mais forte de determinado assunto, ou até mesmo um suspiro profundo podem encerrar a conversa em alguns minutos. Por isso, faço questão de ir a pé, imaginando palavras e interpretações tal qual um jogo de xadrez.

Por exemplo, se eu contar esse sonho de forma tão enfática, Josefina encerra a sessão em cinco minutos. Se eu falar essa palavra depois de contar sobre determinado assunto ela também encerra. Então vou falar isso primeiro, depois vou falar daquilo e etc. etc. etc.

Claro que meu raciocínio não tem nenhuma lógica, e ela sempre me surpreende de algum jeito, encerrando a sessão no melhor estilo lacaniano e fazendo com que a caminhada de volta seja tão intrigante quanto a da ida. O importante é que tudo isso produz boas endorfinas e de alguma forma faz parte do processo terapêutico.

Já deu para entender que eu sou peregrino, não é? Então vamos voltar para o desafio da corrida.

É diferente, é outra energia. É só reparar nas pessoas correndo, um exercício interessante de observação. Tem gente que corre fácil e até o suor fica bonito, não existe nenhum esforço aparente. O suor escorre com harmonia pelo rosto, o cabelo também fica orgânico, tudo combina.

Outras pessoas têm mais dificuldades: cada passo é um sacrifício, o suor deixa o rosto com uma vermelhidão aflitiva e parece que a pessoa vai morrer nos próximos cinco minutos. Eu era desse jeito. O que me atrapalhava era aquela dor na lateral da barriga, uma fincada aguda logo no primeiro quilômetro.

— Quanto tempo, D'Elia?

— 7 minutos.

Caramba! E eu achando que estava no fim. Doía tudo. O normal em uma situação assim é parar e caminhar, mas o D'Elia pedia:

— Vai mais um pouco. Anda só depois de 15 minutos, pelo menos.

Eu já tinha aprendido sobre essa fisgada na cintura, faltava colocar em prática o remédio: respirar. A dor vem de uma espécie de ar preso que fica ali sem jeito e vai se acomodando na região do abdômen. A dica é respirar bem e não parar de correr, se for possível.

O incômodo realmente passa. Corri meus primeiros cinco quilômetros negociando comigo mesmo que eu poderia parar na hora em que eu bem entendesse e caminhar a qualquer momento. Mas não parei.

Fui devagar descobrindo um trote que levo comigo para sempre. Foi assim que cheguei aos sete quilômetros e depois aos nove e aos dez, nas últimas semanas.

Existe um sinal importante para medir o condicionamento: conseguir falar, conversar enquanto corre. Quem gosta de correr sozinho pode cantar para ver se aguenta. É importante só verificar se tem alguém muito perto, porque a pessoa pode se assustar com a cantoria.

A playlist para ajudar a correr e cantar é muito pessoal, mas sempre acho que sugestões são bem-vindas. Para berrar no estilo ´karaokê, uma das minhas prediletas é esta:

> *"Hoje é o dia*
> *Eu quase posso tocar o silêncio*
> *A casa vazia*
> *Só as coisas que você não quis*
> *Me fazem companhia"*

Desde já eu peço desculpas para quem não gosta de Capital Inicial. Como eu disse, a playlist é um item importante de motivação, por isso tem que ser montada com muito carinho e absoluta individualidade.

Fui um aluno aplicado. Continuei gordinho antes, durante e depois da corrida, mas na minha categoria naquele ano de estreia no mundo das corridas fui o grande vencedor. Sim! Na minha categoria eu cheguei em primeiro lugar. É verdade! Porque nessa minha categoria só tem eu.

Com minhas particularidades, minhas dores e minha falta de jeito só tem eu. Com minha playlist também só tinha eu. Na subida da Brigadeiro, na última batalha para vencer os quinze quilômetros, eu duvido que tivesse alguém ouvindo a mesma música e sentindo o mesmo que eu. Por isso todo mundo ganha uma medalha no fim da prova. A dor é de cada um e a delícia também. A São Silvestre tem cerca de cinquenta mil categorias, cada um escolhe a sua.

Tem que treinar para terminar o percurso, mas a emoção é tão importante quanto o treino. E nessa reunião de tanto esforço, no rosto vermelho, na fincada na barriga e no suor, onde cabe, onde tem jeito de colocar emoção? Ela entra mesmo é pelos ouvidos. E, dependendo, o ritmo pode levar você para a lua.

É preciso acreditar no poder da música, por isso a playlist pode fazer a diferença entre chegar e desistir. O segredo é ser sincero na escolha dela.

Na primeira vez, separei mais de cem músicas e deixei tocar no modo aleatório. Cada uma teve seu brilho. Não é música de academia com batida forte, a minha foi bem diferente.

Depois dos doze quilômetros, por exemplo, que é a parte mais crítica da prova, quem me empurrou Brigadeiro acima foi a "Magamalabares", da Marisa Monte.

"Quem tem Deus como império
No mundo não está sozinho
Ouvindo sininho"

Foi mágico. Tinha uma chuva, tinha uma multidão de gente e eu cantando alto, chorando e vice-versa — e correndo também —, passando o ano a limpo pensando no que deu errado, comemorando o que deu certo.

"Quem esteve aqui
Viu barquinho de gazeta
Ancorar no mistério"

Até agora já participei de cinco São Silvestres. Em outros anos escolhi músicas mais lentas e mais inusitadas também e que me ajudaram do mesmo jeito. Wanderley Cardoso cantando "Il Mondo" foi absolutamente fundamental:

"Gira, el mundo gira
Nello spazio senza fine
Con gli amori appena nati
Con gli amori già finiti
Con la gioia e col dolore
Della gente come me"

Da primeira vez, cruzei a linha de chegada ao lado do meu filho mais velho, Pedro, com D'Elia e o filho dele, André. Foi uma das maiores emoções que eu tive na vida. Nem quando sonhava que cruzava a linha de chegada imaginava que seria assim. É viciante. É de chorar e faz um bem danado para a alma. É preciso ter cuidado com os nossos sonhos: eles podem virar realidade.

Nesse ano, pela primeira e única vez, a chegada foi em frente ao Parque do Ibirapuera. Uma tentativa frustrada de deslocar a movimentação da Paulista por causa da festa de ano-novo que também acontece na Avenida. Ninguém gostou da novidade, e, no ano-novo seguinte, tudo voltou a ser como é, largada e chegada na avenida mais charmosa da cidade.

Nessa minha estreia, além da chuva também tomei um banho de champanhe que foi estrategicamente preparado pela doçura da minha vida, minha mulher, Juju. Ela e meu filho Rafa enfrentaram uma tempestade torrencial para me esperar na linha de chegada.

Barro na praça do obelisco, enxurrada, correnteza, raios, árvores caindo e eles lá, com máquina fotográfica, taças de cristal e champanhe para comemorar como se eu fosse um campeão do Quênia, mesmo eu tendo demorado uma hora e quarenta e três minutos para completar a prova. Quando cruzei a linha de chegada os quenianos já estavam quase no aeroporto fazendo o check-in para embarcar de volta para casa. Mas tempo é o que menos importa.

Virei figurinha fácil na São Silvestre, sempre chegando em primeiro lugar na minha única e exclusiva categoria. Tive a felicidade de levar vários amigos queridos para correr ao meu lado, e, da última vez, Juju me fez companhia. Correu em grande estilo. Ao contrário da chuva que caiu quando ela foi me esperar na linha de chegada, fez um calor absurdo. Faltou água, foi mais difícil que o normal. Foi menos romântico, mas foi uma corrida de São Silvestre, e isso é o bastante.

Depois de cinco edições, acho que nesta encarnação estou bem, completei meu ciclo. Ou quase. Já corri com o Pedro e com a Ju, mas ainda falta o Rafa. Por ele eu encaro o hexacampeonato.

Essa corrida é igual à vida: você olha para a frente e tem uma multidão muito melhor que você, menos cansada com mais pique, mais perna e mais estilo também. Se olhar para trás a imagem vai impressionar. Tem muita gente que segue abaixo do seu ritmo, mais cansada, com menos pique, menos perna e menos estilo. Tudo depende do ponto de vista. Felicidade nem sempre é um ponto de chegada, mas a própria caminhada. Às vezes é uma corrida de São Silvestre.

"A mesma água quente que amolece o macarrão, endurece o ovo..."

Capítulo Três

Correndo (da balança)

Eu corria e comemorava, mas era na direção contrária, e eu não reparava. Continuava acima do peso e guardava na manga um argumento para encerrar qualquer conversa:

— Já corri a São Silvestre. Ok?

Pronto. Outra cerveja, então! Não faltam desculpas para quem não quer mudar. E também não adianta querer mudar fazendo exatamente as mesmas coisas de sempre. Meu cérebro tinha se acostumado com os treinos de corrida, e a queima calórica era praticamente nula.

Para piorar, também desenvolvi um sistema compensatório em que a conta não fechava nunca: eu corria e acreditava que merecia uma cerveja gelada com uma bisteca gigante no restaurante que era quase um quintal de casa, o Sujinho, na Rua da Consolação.

Se fosse preciso eu também tinha outro bom argumento para repetir: "qualidade de vida não é só balança". O que importa mesmo é um conjunto de exames: pressão arterial, colesterol, triglicérides, ultrassom do fígado e da carótida. Parece coerente, não é? Tanto é que existem muitos magros com pressão alta, cirrose, colesterol alto, diabetes..

É uma explicação e tanto, é verdade. Magros podem não ser saudáveis.

Mas eu só não dizia nessas conversas como é que estavam as minhas taxas nesses exames todos. Isso porque, simplesmente, eu não fazia os exames. Nenhum exame.

Apresentava um programa sobre saúde e qualidade de vida, estava visivelmente acima do peso e seguia achando que tudo estava indo muito bem só porque tinha corrido os quinze quilômetros da São Silvestre. Claro que isso não era o bastante, mas eu não tinha a menor ideia de como resolver a situação.

Apesar de seguir uma disciplina rígida de horário para dormir e acordar durante a semana por causa do programa ao vivo, eu não tinha nenhum controle com a alimentação. Não sabia nem quantas refeições eu fazia por dia.

Eu achava que mudar o hábito, virar a chave e construir um novo Fernando Rocha era um desafio que não estava ao meu alcance. Mais uma vez eu estava completamente enganado.

É nesse ponto da história que surge um personagem que faria toda a diferença. Um ex-jogador de futebol, da distante cidade de Sinop, no Mato Grosso. Ele mandou um dramático pedido de socorro.

Ele disse que pesava cento e cinquenta quilos e que morreria se não mudasse os hábitos, mas não tinha força nem saúde para tomar qualquer iniciativa. Não tinha, também, recursos para fazer uma cirurgia bariátrica. Já tinha tomado remédios, se aventurado por dezenas de regimes e fazia à equipe do programa o que ele chamou de último apelo pela vida.

Quando pesquisamos a história dele, descobrimos que tinha começado a carreira com o Rogério Ceni, ex-goleiro do São Paulo. Foi campeão estadual, mas não seguiu muito adiante nessa complicada carreira de jogador de futebol. Quando se aposentou abriu um bar e também a porta para uma série de problemas. Bebia todos os dias e, diariamente, saboreava com prazer o sanduíche que era o carro-chefe da casa: o lendário x-Edão, o monstro em forma de sanduíche ou vice-versa, "rasga boca", um lanche tão pesado que, se escorregasse das mãos e caísse no chão, podia quebrar seu dedinho do pé. E também tinha pizza, macarronada de domingo, segunda, tinha o churrasco de sexta... tinha comida demais na vida do Eder.

E ainda tinha o fator cento e cinquenta quilos em questão, que estava transformando o ex-atleta em uma bomba-relógio.

A direção do programa topou o desafio. Era uma ótima história de superação que poderia dar certo ou não, mas que, pelo menos, merecia ser contada. Sendo assim, foi montada uma força-tarefa para ajudar Eder: uma equipe multidisciplinar com endocrinologista, terapeuta, preparador físico, nutricionista e cardiologista.

Mesmo com uma distância de dois mil e cem quilômetros separando Sinop de São Paulo, a afiliada da TV Globo no Mato Grosso, TV Centro América, produziria semanalmente uma reportagem sobre essa nova rotina de Eder. No estúdio aqui de São Paulo, outros especialistas iriam comentar e acrescentar informações que poderiam servir não somente ao Eder, mas também a milhões de pessoas que precisavam de um start para começar a emagrecer.

Logicamente, a carapuça servia para mim, mesmo sendo uma carapuça imensa. A meta de Eder era reduzir cinquenta quilos em um prazo de oito meses. Com meus cento e quinze quilos, eu estava mais tranquilo do que nunca, e, quando ele veio pessoalmente a São Paulo inaugurar o projeto, vi que parecia muito mais gordo do que era.

E eu, exatamente o contrário. Com um metro e oitenta e dois, disfarçava bem meu exagero e ainda tirava onda:

— Tá fininho, bolão!

Eder era mais para baixinho. O peso dele era mais evidente que o meu, mas, na vida real, os riscos eram iguais. Alguns meses depois, embarquei para Sinop e joguei uma partida de futebol com ele que parou a cidade. O jogo foi recheado de gordinhos, terminou empatado e eu ainda marquei um gol! A partida foi para comemorar o sucesso do projeto: três treinos por dia, regime sendo seguido rigorosamente e o famoso bar do sanduíche peso-pesado fechado por falta de clientes. Ele mudou o cardápio, parou de vender e tomar cerveja e passou a servir só alguns tipos de salada. Ou melhor, dois tipos: salada de alface e tomate com cebola e salada de alface e tomate sem cebola.

Em uma cidade que registra, em média, quarenta graus na sombra, parar de vender cerveja no bar é pedir para fechar, é a falência anunciada. Não deu outra, o bar faliu. Mas em pouco tempo ele também embarcou em outra área profissional e passou a trabalhar na equipe técnica do time que o projetou, o Sinop. Na verdade, ele chegou a ser técnico do time durante boa parte da primeira divisão do campeonato mato-grossense.

E nas horas vagas seguia emagrecendo a passos largos.

Eu acompanhava aquela determinação e pensava que no dia em que ele conseguisse — se ele conseguisse — eu pensaria em alguma coisa para emagrecer também, mas, por enquanto, continuaria fazendo o que sempre fiz — ou seja, continuaria não fazendo nada.

Perder cinquenta quilos é muito difícil; perder cinquenta quilos sem remédio nem cirurgia é coisa de louco. Ou, melhor dizendo, perder cinquenta quilos é impossível.

Não foi. Eder conseguiu.

Exatamente oito meses depois ele voltou ao estúdio em São Paulo. Já não tinha três dígitos na balança. Perdeu três quilos além da meta, só para ganhar mais confiança. Vestia camiseta M, calça apertada, mas com estilo. Tinha um sorriso de confiança tão grande que devolveu para mim a brincadeira que tinha feito com ele oito meses antes. Mas falou ao contrário:

— Tá bolão, hein, fininho?

Era para rir, e eu ri, mas era também para pensar, e eu pensei: "Caramba, e agora?". O cara conseguiu, era uma tormenta minha. Não existia nenhuma recomendação, nenhuma pressão para que eu fizesse o mesmo, mas existia minha consciência, e isso já era o bastante.

Durante a nossa reunião de pauta semanal, a equipe ainda comemorava o sucesso do projeto Eder quando alguém se lembrou que alguns regimes são mais radicais e mais rápidos ainda do que o que ele havia feito e que algumas clínicas de São Paulo tinham uma proposta mais arrojada. Com força de vontade, técnica e disciplina, era possível emagrecer mais rapidamente e, também, manter a qualidade de vida.

Reuniões de pauta são feitas, justamente, para que ideias sejam colocadas em discussão. Dentro do folclore jornalístico, existe uma frase clássica: "Ideia não é pauta". Às vezes elas são completamente fora do propósito, às vezes são perfeitas para um tipo de situação ou tema, mas não possuem a argumentação necessária de uma pauta. É por isso que, eventualmente, as reuniões são demoradas demais e se tornam produtivas de menos. Isso em qualquer área de trabalho. É sempre uma chatice sem fim e, muitas vezes, sem lógica. Dizem que a primeira vez que alguém desenhou um camelo foi quando um grupo de trabalho se reuniu para desenhar um cavalo.

Mas essa reunião de pauta tinha uma energia diferente, estava fluindo bem, no tempo certo e com os humores estáveis. E foi assim, depois de um breve silêncio, que se materializou a ideia que teve musculatura suficiente para virar pauta e, depois, envergadura suficiente para se transformar em um projeto que, em pouco tempo, viraria minha vida pelo avesso: uma reportagem investigativa sobre regimes radicais, as chamadas dietas hipocalóricas, com pouquíssima comida e imensa perda de peso.

Mas quem faria isso? Quem se aventuraria a tanto? Eu estava na sala junto com umas nove pessoas e todas me olharam ao mesmo tempo. Foi instantâneo, quase inconsciente. Não que eu seja um gordinho clássico, não era um ponto de referência — "Ali ao lado do gordinho de blusa azul" —, mas, naquele dia, eu era o gordinho mais próximo daquela ideia e o único na sala de reunião com visivelmente três dígitos na balança. Além disso, por coincidência ou não, era o único que pensava fixamente em como reverter esse peso incômodo.

Quem concordou com a pauta acrescentou outros argumentos e ela foi ganhando substância, força e, naturalmente, foi aprovada pela editora-chefe.

Naquele dia ninguém jogou contra, todos a favor. Todo mundo foi acrescentando detalhes com um entusiasmo digno de grandes acontecimentos. Em alguns minutos, foi definida a clínica em que seria feito o processo. Antes disso, em questão de segundos, ficou mesmo resolvido que eu faria o regime.

O plano era conhecer o método da clínica Ravenna. Tínhamos poucas informações sobre eles. Sabíamos que era de um médico argentino chamado Máximo Ravenna, que tinha feito a proeza de acompanhar e conseguir o emagrecimento do ex-jogador Maradona e também de uma famosa apresentadora de televisão em Buenos Aires, uma espécie de Hebe Camargo portenha. Também sabíamos que as restrições eram severas. Era um regime com R maiúsculo.

Faltava definir como seria a estrutura da reportagem. Não dava para simplesmente chegar, me inscrever e usar a câmera do celular para registrar o processo, sair filmando todo mundo escondido. Claro que isso não daria certo, nem me deixaria confortável.

Tinha que ser tudo às claras, com regras bem definidas dos dois lados. Mais uma vez eu queria fazer parte de um grupo, de um processo. Queria ser parte integrante do que fosse sofrimento e do que fosse alegria, conhecer as pessoas, as histórias, os quilos e as gorduras. Estava disposto a tudo, até mesmo ao maior dos sacrifícios: não tomar cerveja de garrafa no sábado à tarde.

A princípio, a equipe do programa trabalhava com um prazo de dez dias de regime. Mas dez dias era muito pouco para qualquer resultado, mesmo que eu me alimentasse apenas de água, ar e alface. O ideal, segundo a clínica, seriam seis meses. Mas isso já era tempo demais. Era começo de ano, tinha carnaval, Semana Santa e, principalmente, minhas férias a partir do dia 1º de maio, e, mesmo com toda força de vontade, toda a disciplina, todo o amor à causa, eu não estava disposto a fazer regime nas férias — e ainda continuo acreditando que ninguém deve estar disposto a esse sacrifício. Regime e férias combinam tanto quanto cano de espingarda e rabo de juriti.

Quando, finalmente, chegamos a um ponto em comum, decidimos que dois meses seria um tempo razoável para todo mundo. E não era pouco tempo, eram oito finais de semana. Na minha cabeça funcionava assim: "faço esse regime de sessenta dias e no primeiro dia de férias detono geral!". Era uma licença para continuar com a mesma falta de regra e do mesmo jeito de antes. Mas, se tudo desse certo, eu continuaria do mesmo jeito de antes com uma diferença importante: magro! Quase como se fosse uma mágica.

Aliás, esse era um pensamento mágico, mas ali, naquele primeiro acerto, naqueles primeiros minutos de entendimento do que era um regime, eu estava longe de entender o que realmente acontece.

Nenhum problema. A estrada é para caminhar.

A primeira tarefa era uma bateria de exames, uma exigência rigorosa da clínica para começar a dieta. Tive consultas com um clínico geral, um endocrinologista, uma nutricionista e uma psicóloga. Logicamente, o resultado dos exames foi muito pior do que eu imaginava. Tudo na mais absoluta falta de controle, uma bomba-relógio com um tique-taque assustador.

Um dos médicos até ficou espantado e fez um comentário forte:

— Na melhor fase da sua vida você está colocando tudo a perder.

Ele não entendia como uma pessoa com acesso a tantas informações de saúde podia ser tão displicente. Colesterol, triglicérides, hipertensão arterial, esteatose hepática. Todos os nomes e todas as siglas possíveis com todas as alterações imagináveis.

A parte boa é que essa é uma ótima condição para começar uma batalha e para ver os resultados. Eu tinha munição para gastar. Tinha números altos para diminuir e literalmente muita gordura para queimar. Era só questão de começar.

" Não existem respostas. Só existem escolhas. **"**

Capítulo Quatro

Afina, Rocha!

Nada de carboidrato, açúcar, gordura e, claro, nada de álcool. A notícia é forte, mas tem um alívio: tudo isso só depois do carnaval. Descobri que começar um regime logo depois do carnaval é uma imensa desculpa de gordinho, mas não me importei com isso.

Quando conheci a diretora da clínica, Moema Soares, acabei arrumando outra desculpa mais gorda ainda. Concordei com tudo, aceitei as condições e as regras e consegui adiar o pontapé inicial para o dia internacional da dieta:

— Eu concordo com tudo, mas começo na segunda-feira depois do carnaval, pode ser?

— Entenda, desde já, que você nem começou o processo e já está cheio de desculpas de gordo. Seja mais forte que suas desculpas.

— Eu vou tentar, vou me esforçar. Prometo. Mas a partir de segunda-feira. Combinado?

Algum tempo depois, eu saberia que muita gente encara esse início de batalha exatamente em datas e momentos menos propícios para iniciar um regime. Tipo aquela semana que fica entre o Natal e o réveillon, o dia do aniversário, o começo das férias ou até mesmo uma sexta-feira à tarde.

Mas isso é para os fortes, e esse não era o meu caso. Mesmo sabendo disso, continuo achando que regime não é vida real e, portanto, não deve ser iniciado em datas tão emblemáticas como essas. O que vem depois do processo — o entendimento, a percepção, a educação alimentar —, tudo isso, sim, faz parte da realidade e precisa se encaixar na rotina de todo dia. Mas faltavam longos sessenta dias para que eu entendesse tudo isso.

Essa primeiríssima fase é chamada de "ataque" e tenta surpreender o cérebro. É uma chacoalhada na zona de conforto. O cérebro precisa entender que alguma coisa muito importante vai acontecer, que a vida vai mudar.

E assim, mesmo odiando despedidas, fiz questão de uma em grande estilo. Almoço caloroso na varanda de um casal amigo muito querido, a Flavinha e o Miguel. Churrasco e vinho, cerveja e pinga de Minas Gerais e, claro, ressaca monstra no dia seguinte.

Foi oficialmente meu último compromisso social com três dígitos na balança. Daí para a frente tudo ia ser diferente. Veio a segunda-feira e com ela um calendário de restrições. Nunca vou me esquecer do primeiro café da manhã: iogurte integral com mamão. Dois meses de vida magra. Uma longa Quaresma de sessenta dias.

Maio é para os magros! A frase virou meu lema. E "afina, Rocha" virou meu mantra.

Eu tinha cento e quinze quilos muito bem pesados e o plano era perder, eliminar, derreter ou dissolver alguma coisa perto de vinte quilos. Sem sofrimento, mas também sem costelinha, pão de queijo, picanha, pizza ou cerveja.

A lista do que não pode é tão grande que, na verdade, nem existe. Ela tem o tamanho do mundo com todos os temperos, gordurinhas, gostosuras e doçuras.

A relação dos permitidos também é grande, e com muitas variações. Todas elas precisam, porém, necessariamente estar dentro dessa quantidade: oitocentas calorias por dia, esse é o número mágico.

Corte/quantidade/distância é a equação mais importante: corte dos alimentos proibidos, quantidade dos permitidos e distância entre as refeições de no mínimo três horas e no máximo seis. Existe também uma lista que os nutricionistas chamam de redutores de danos: gelatina diet, refrigerante zero e balinhas diet. Foi assim que eu descobri que alguns adoçantes têm efeito laxativo. Atacava umas balinhas simpáticas sabor cereja e ganhava de volta um desarranjo intestinal, um piriri, um corre-corre, como se diz em Minas.

Outras grandes descobertas foram chegando aos poucos. Uma delas é a diferença entre a fome e a vontade de comer. A fome é fisiológica e necessária. É uma luz vermelha no painel do carro que, quando pisca, é sinal de coisa importante. Na primeira consulta eu ouvi, pela primeira vez, a frase de um milhão de dólares:

— Fica tranquilo que fome você não vai passar. Acredite, você vai perder vinte quilos e não vai sofrer. Entendeu? É sem sofrimento.

Por essa parte eu não esperava. Aprendi que um regime bem-feito e bem coordenado não inclui sentir fome. Mas vontade de comer é diferente de fome, e isso eu tive. E muito.

Por isso, a casa inteira tem que emagrecer junto com quem tenta emagrecer. A geladeira tem que mudar, e a vida social também. É simples, mas isso não quer dizer que é fácil. Quanto mais o ponteiro da balança descia, mais eu ouvia que estava ficando chato ser meu amigo.

— Você perdeu a graça.

— Como assim não toma mais cerveja?

— Nem cerveja de garrafa?

— Nem sábado?

— Olha, na boa, posso te falar? Eu prefiro o outro Fernando.

— Caramba, que dia acaba esse regime chato?

Apesar de tudo isso, eu adorei esse período da minha vida. Descobri uma sobriedade interessante. Não imaginava que seria tão divertido fazer coisas tão diferentes do meu cotidiano, principalmente nos finais de semana. Tudo à base de água com gás e Coca-Cola zero e vice-versa; café com adoçante e gelatina diet e vice-versa, também.

Em um sábado à noite, levei de carro meu filho caçula, Rafael, a uma festa de formatura. Ele tinha dezessete anos. Perguntei se ele lembrava da última vez que eu tinha feito isso e ele me respondeu que eu nunca tinha feito.

Foi com o regime que eu descobri quanta coisa podia me oferecer um sábado sóbrio, e como um domingo tranquilo ajuda na chatice inevitável da segunda-feira sem ressaca. Faz todo o sentido, a vida fica mesmo muito melhor sem ressaca.

Todos os dias começavam da mesma forma: fruta e iogurte no café da manhã, mais fruta e mais iogurte no lanche. No almoço, um pequeno ritual: caldo de tomate bem quente para acalentar as papilas gustativas antes da salada que cabe com sobra no prato de sobremesa. Coisinha pouca mesmo, variações pequenas: alface, tomate, cenoura ou beterraba.

No prato principal, um bife ou uma carne de frango e um purê de abóbora ou de banana-da-terra. De sobremesa, abacaxi. O lanche da tarde repete o lanche da manhã, e o jantar repete o almoço. Tudo pesado grama por grama; todas as calorias contadas. Importante nessa fase é o fato de não se servir. Não avançar nas panelas do jeito de sempre. O prato se apresenta pronto na mesa.

O mundo sabia que eu estava de regime. A cada semana eu contava no programa em diversas reportagens como estava me sentindo e tudo que estava fazendo. Tudo era notícia.

Todo o cuidado da minha mulher, Julia, fazia diferença na balança de todo dia. Sem ela seria muito mais difícil, ou melhor, sem ela seria impossível. A Ju foi a grande gerente, a comandante máster. Ela decifrava todas as receitas, coordenava as compras, calculava os horários das refeições, administrava as regras e esperava ansiosa o resultado de cada pesagem. E eu me pesava todas as manhãs assim que acordava. Todos os dias o peso caía. Todos os dias a Ju comemorava.

Apesar de tantas restrições, a recompensa é que os resultados apareciam diariamente. Outro monitoramento era por meio de um exame chamado bioimpedância, que mede a composição corpórea e indica os percentuais de gordura, água e massa magra do organismo.

No processo de emagrecimento é natural perder, além da gordura, músculo, que é a massa magra. Mas é preciso cuidado para não perder muito dessa massa magra, que, na verdade, é nosso grande patrimônio.

Um dos segredos da longevidade é cuidar dos músculos. Eles protegem os ossos, mantêm nosso corpo firme e ainda queimam calorias, mesmo em repouso. Por isso, durante um regime com pouca comida, as atividades físicas precisam ser equilibradas. Se o corpo precisar de muita energia, além de queimar a gordura vai queimar músculo também.

A clínica tem um preparador físico que orienta o tipo de exercício ideal para cada caso. Existem também várias sessões de ginástica coletiva, tudo muito suave para não forçar a barra; é preciso tomar cuidado até mesmo para não suar muito.

A cada bioimpedância, Moema e a nutricionista Camila iam ficando mais entusiasmadas com o resultado. Elas foram de uma doçura incrível. Doçura boa de anjo da guarda, e hoje são amigas do coração. Mas ficaram bravas demais comigo quando cometi, segundo elas, o grande pecado do regime. Estive no Rio de Janeiro para a inauguração do quiosque da Globo na praia de Copacabana e fiz uma corridinha de cinco quilômetros.

Só isso já foi o bastante para perder um percentual de massa magra que não estava nos planos. Se eu tivesse tomado um chope não teria errado tanto. Se soubesse disso teria tomado sem culpa uma cerveja de garrafa (chope nunca).

A pesagem com a bioimpedância era um ritual importante para mim. O procedimento normal é feito com um jejum de seis horas, pelo menos, principalmente de líquidos. A nutricionista abre o computador e aciona na balança quatro eletrodos (nos pés e nas mãos), que aplicam uma pequena corrente elétrica pelo corpo. Eles fazem, assim, o cálculo de toda a composição corporal. Essa corrente elétrica circula com maior ou menor velocidade no volume que a gente tem de gordura, músculo e água.

Claro que é melhor fazer isso usando o mínimo de roupa possível. Nas primeiras vezes eu ficava de cueca e usava o avental da clínica. Mas quando estava na luta para sair dos três dígitos fiz uma pesagem que foi de cem quilos e trezentos gramas, e Moema comentou que trezentos gramas eram o peso do avental.

Eu, então, pedi licença para inaugurar um novo jeito de fazer a bioimpedância. Camila prepara o computador, ajusta os aparelhos e sai da sala. Eu tiro a roupa toda e faço a pesagem sozinho. Tiro tudo mesmo. Se pudesse tiraria até as obturações. Depois eu me visto, abro a porta e ela analisa o resultado.

A prova mais contundente de que peso não é apenas uma questão física, mas uma questão de cabeça, foi o que aconteceu nesse dia. Mesmo sem roupa, sem os trezentos gramas do avental e sem mais nada, eu não consegui sair dos três dígitos. Cem quilos cravados!

De pirraça os trezentos gramas não foram embora. Eu não tinha mais nada para tirar e diminuir o peso, mas sabia que era só uma questão de tempo. Eu seguia otimista, mas também sabia que existia a chance de não conseguir cumprir a meta nesses dois meses. Era tudo acontecendo de verdade e, talvez, esse tempo fosse curto demais.

A produção do programa trabalhava com essa possibilidade e eu também. Minha rotina era documentada, tudo era reportagem. A equipe de produção coordenada pelo Washington Calegari procurava encontrar em qualquer detalhe da minha rotina uma notícia para o programa. O projeto Afina, Rocha teve chamada especial na programação, várias vezes no intervalo do *Jornal Nacional*.

O prazo não poderia, de forma alguma, ser alterado. Já estava acertado e combinado e eu não queria nem pensar em outro resultado, eu me enxergava vitorioso. Isso foi muito importante.

No primeiro dia de maio eu subiria em uma balança ao vivo para mostrar o resultado a milhões de telespectadores do Brasil. Se eu ficasse pensando no peso dessa responsabilidade seria muito pior, mas como não pensar?

No primeiro ano do programa fizemos o acompanhamento da qualidade de vida de cinco telespectadoras voluntárias de diversas regiões do país.

Donas de casa de Goiânia, São Paulo, Rio e Fortaleza foram orientadas por uma equipe multidisciplinar. Todas elas estavam acima do peso e concordaram em fazer uma espécie de reality show durante três meses.

Elas mudaram os hábitos de compra no supermercado, incluíram atividade física na rotina e tiveram informação suficiente para tornar a alimentação mais saudável.

Para finalizar, elas foram ao estúdio e, ao vivo e em cores, enfrentaram a balança para mostrar, na prática, a transformação que aconteceu na vida delas.

Cada vez que uma delas se pesava era uma festa. Resultado alcançado, parabéns! Felicidade total. Até o momento em que a última delas foi se pesar. Ela estava calada, parecia triste. A gente achou que era só timidez, mas ela não só não emagreceu como engordou cinco quilos! Foi um constrangimento total. Como assim? Faz regime e engorda?

Pois é. Essas coisas acontecem. Isso existe. Foi uma ótima oportunidade para falar dos fatores da obesidade que vão muito além de um regime e de uma balança. Muita gente se confunde e acha que o gordinho ou a gordinha é sem força de vontade, "sem-vergonha" e que a obesidade é sinal de preguiça, ou até falta de caráter.

Por isso tudo, eu tinha um medo real de não conseguir. Se isso acontecesse, eu iria assumir o erro e dizer que representava o que de fato acontece na vida de muitas pessoas.

Muita gente estava comigo, vivendo minha realidade de todo dia. Uma vez, quando voltava da Globo caminhando para casa — o que continuei fazendo pelo menos uma vez por semana —, parei para atender o telefone e não reparei que estava em frente a uma pizzaria. Um carro parou, a janela se abriu e alguém lá de dentro disparou:

— Não entra nesse lugar, não, Fernando! Pizzaria não é lugar para você! Seja forte, você vai conseguir. Afina, Rocha!

O curioso é que a pizzaria estava fechada, mas, mesmo assim, representava uma ameaça. Por onde eu andava existia essa torcida. É claro que também existia a torcida contrária disfarçada de fogo amigo. Os sabotadores clássicos da dieta são pessoas muito próximas. Fazem comentários despretensiosos e, na maioria das vezes, não fazem por maldade:

— Com tanta gente te ajudando assim é fácil, né? Desse jeito qualquer um emagrece!

Será que é isso mesmo? Se fosse assim, todo mundo que tivesse condições de pagar um nutricionista seria magro. Quanto mais dinheiro, mais magro. Quanto mais rico, mais magro. Não é assim.

Essa batalha contra hábitos antigos, contra esse lugar da comida no coração, no afeto e também no desamparo, na solidão, tem várias abordagens. Comida é esse tanto de sentimento que, muitas vezes, não tem ligação com dinheiro.

Nas rodas terapêuticas da clínica, quando todo mundo fala sobre dificuldades tão particulares e acaba até se ajudando, existem pessoas muito bem-sucedidas, que tiveram grandes conquistas profissionais, mas que perderam a batalha do autocontrole relacionado à comida.

Fazer um regime de verdade é, principalmente, mudar os hábitos e experimentar a sensação de ser protagonista da sua história e de suas escolhas. É entender que as suas vontades existem e encontrar determinação para se perguntar: "quem manda em quem?"; "isso é fome ou é vontade de comer?".

O Dr. Alfredo Halpern gostava de lembrar que o mecanismo do cérebro que aciona a fome também aciona a sede. Ou seja, muitas vezes, um copo de água resolve. Muitas vezes não é fome, é sede, mas o cérebro inventa caminhos para tirar você do sério, deixá-lo com raiva da vida — e isso também não é fome.

O que significa, por exemplo, um saco de papel de pão? Para mim é a lembrança de pão quentinho saindo da padaria. Por muitas décadas esse pãozinho foi parte inseparável da minha rotina alimentar. E não era só um pãozinho, na verdade eu nem contava quantos comia para não sentir culpa.

Nos primeiros dias foi terrível ouvir o barulho de um saco de papel que nem pão tinha. Era uma embalagem de papel com um DVD da antiga locadora 2001. Não era coisa de comer, muito menos pão. Estava na bolsa da Julia para ser devolvido. Era sensorial.

Eram as muitas armadilhas de um pensamento gorduroso: papel de saco de pão é igual a pão! Simples assim e difícil demais conseguir controlar a irritação. É compulsão de hábito antigo.

Uma banana na fruteira da cozinha, uma castanha na mesa, uma bala de goma no bolso da blusa. E nem pensar precisa. Ou não precisava.

É irritação por não ter comida ao alcance da mão, irritação com o calor na Avenida Paulista, com o sapato que aperta, com a bagunça da casa, com a fila no correio. Não é fome! E não tem água, nem gelatina, nem café, nem ar, nem alface que resolvam.

Muita gente pode colaborar, mas as escolhas são minhas. Para ajudar e também para atrapalhar. E, no meio de tudo, e enquanto isso, tem o tempo para passar e para resolver. E a balança de sempre para pesar.

Nesses dias de poucas calorias e pouca comida no prato, sobra espaço para pensar em coisas que a gente faz quase automaticamente. E comer é uma delas.

— Tente comer como ser humano.

Ouvi essa frase do psiquiatra Arthur Kaufman. Pode parecer inverossímil, mas, muitas vezes, a gente não come igual a um ser humano. Preparar a mesa, os talheres, deixar o ambiente acolhedor durante a refeição, mesmo sem nenhuma visita, mesmo sem ninguém mais além de você na mesa; uma flor, uma vela acesa, isso é comer igual a um ser humano. Com calma, sem computador, TV ou celular, vivendo o presente mesmo que tudo pareça muito breve.

Foi bem devagar que eu completei meu décimo dia de rigor e disciplina.Um fim de semana de chuva, uma segunda-feira tranquila e tudo bem. O projeto não tem negociação, não tem mais nem menos. Existem as regras e pronto. Um dia fora da curva significa cinco dias de regime jogados fora.

Na dieta, o crime também não compensa. Às vezes eu até achava estranho ter pensamentos tão determinados assim, e nenhum deles sobre cerveja gelada e torresmo com costelinha.

Era eu mesmo? Sou eu mesmo? Ou tudo isso é falta de gordura e açúcar?

A balança seguia mexendo os ponteiros para baixo. Nesse período, fizemos duas edições especiais do *Bem Estar* fora do estúdio, chamado *Bem Estar Global*. É uma mistura de show e prestação de serviço à comunidade. Dezenas de especialidades médicas fazendo consultas gratuitas e exames que são difíceis de achar, até mesmo em sofisticados planos de saúde.

No palco, sempre uma atração musical. O programa é todo ancorado ao vivo e eu tento colocar em prática o que no mundo eu mais não sei fazer: dançar!

E lá fomos nós para Belém. Dá para imaginar a complicação de seguir um regime fora da base de controle? É preciso improvisar. E regime é exatamente o contrário, é planejamento. Com dois mil e quinhentos quilômetros de distância, o planejamento fica mais difícil ainda. Mas no Pará deu certo.

O máximo de contravenção foi um jantar típico com o Dr. José Bento — ginecologista e consultor da nossa equipe: filé de filhote com purê de mandioquinha. E tudo em quantidade pelo menos umas quatro vezes maior que a permitida. O detalhe é que o purê de mandioquinha é um tipo de carboidrato que não era permitido em nenhuma quantidade, mas não tinha nada no cardápio que fosse próximo de caldinho de tomate ou de purê de abóbora com um minibife, com o que eu já estava tão habituado.

O Dr. José Bento não bebe, e, assim, eu passei longe da tentação de, pelo menos, perguntar sobre a Cerpa, a famosa cerveja paraense que é, para mim, uma das únicas exceções à minha regra que determina que, se não for cerveja de garrafa, não é cerveja. Eu ainda não sabia, mas até isso ia mudar. Minhas restrições à long neck iriam cair por terra.

Em Belém, tive a felicidade de dançar um carimbó com Joelma, da banda Calypso, em uma das suas últimas apresentações ao lado de Chimbinha, que dançou com Mariana.

Uma festa linda em uma cidade incrível. A praça Batista Campos ficou lotada. Joelma subiu no palco com a característica saia rodada do carimbó. O público foi ao delírio. Enquanto ela cantava, eu ficava ao lado como se soubesse exatamente o que fazer, como e quando me movimentar.

Era exatamente o contrário. Não tinha a menor ideia de como me comportar no palco ao lado de uma estrela da música brasileira na frente de tanta gente. Então, ela me deu o braço e falou baixinho:

— É simples, dança rodando em torno de mim.

Era mais uma paraense me ensinando os segredos dessa terra tão especial e tão naturalmente musical. A primeira tinha sido a Gaby Amarantos, cinco anos antes. E agora a Joelma:

— Carimbó é assim, ó.

E foi exatamente assim que eu fiz. Além da Gaby, também me lembrei da Eliana Pittman, a rainha do carimbó. Eu era criança em Beagá e ouvia no rádio: carimbó número 1, carimbó número 2, carimbo número 3... carimbó número 46.

Enquanto eu rodava e levantava os braços na habitual falta de coordenação, nem sei exatamente por que, também me lembrava ao mesmo tempo do Roberto Leal e do Sidney Magal.

Uma mistura de estilo e ritmo. Nunca tive coragem de rever essas imagens e, muito menos, acompanhar os comentários na internet. O maldito megafone em forma de Twitter deve ter incendiado de tantos comentários bons e ruins.

Quando olhei para o lado, vi que Mariana tinha feito o Chimbinha largar a guitarra para dançar com ela. Sem o instrumento que parecia ser parte integrante do corpo, ele ficou como um Zorro sem máscara, um Super-Homem sem capa, um Robin sem o cabelo penteado. Um Chimbinha sem guitarra com uma Mari Ferrão rodando a cabeleira loira, tipo pegando no tranco. Quanto mais ela percebia a falta de graça do sujeito, mais ela rodava.

Foi um desses momentos de felicidade genuína. A nossa comunicação não verbal funcionou afiadíssima. Uma espécie de alfabeto de olhares, foi assim que a gente entendeu tudo que estava acontecendo. E, quanto mais a gente entendia, mais a gente ria. E dançava.

Nunca mais vi a Joelma. Poucas semanas depois foi anunciada oficialmente a separação do casal. Ela seguiu fazendo sucesso na carreira solo. Se um dia eu tiver oportunidade de ir ao show dela, vou fazer de tudo para subir no palco e fazer tudo de novo.

Belém teve intensidade e também brevidade; tudo aconteceu em menos de quarenta e oito horas. Na volta, um longo atraso no aeroporto foi resolvido com um caldinho de peixe que estava tão fantasticamente perfeito que achei melhor não perguntar se tinha algo a mais para engrossar aquela preciosidade. Claro que tinha, mas foi melhor não ouvir sobre uma farinha deliciosa da terra ou outros pecados.

Já era tão tarde, eu já tinha queimado tantas calorias que estava matematicamente em vantagem. E, assim, Belém entrou de maneira definitiva na história do projeto Afina, Rocha. Saudade desde sempre.

A outra edição do *Bem Estar Global* no período do regime foi nitroglicerina pura, com poder de fogo para liquidar com qualquer dieta. Foi em Belo Horizonte, Minas Gerais, na minha casa. Que medo!

Ainda bem que, antes dessa viagem tão sentimental, eu tinha um recorde sul-americano, mundial, intergaláctico para comemorar. Dois sábados seguidos sem boteco, nem comida de boteco, nem cerveja de garrafa de boteco. Mais uma semana e faltaria recorde neste mundo!

A rapidez da perda de peso impressiona. E, quando o metabolismo muda, a gente muda também até o jeito de entrar na cozinha para sentir as vastas emoções de geladeiras imperfeitas (ou absolutamente perfeitas).

Eu seguia contando um dia de cada vez. Um caldinho de tomate, um purê de abóbora, uma carne pequena, uma miniatura de alface.

Quando cheguei a Beagá, estava vivendo essa transformação e respirando esse entusiasmo. Enfrentei um churrasco que meus pais ofereceram para a equipe do programa, contando nos dedos só de uma mão os pedacinhos de carne que eu comi. E também resisti ao feijãozinho temperado que minha mãe fez para a Dra. Ana Escobar.

Qualquer mãe é uma potencial sabotadora de dietas, mas uma mãe mineira igual à Dona Sara é quase uma guerrilheira do Estado Islâmico. Ela não se conformava com a quantidade de comida, com o caldinho ralo de tomate, e várias vezes por dia perguntava se um pedacinho de torta iria realmente fazer mal.

— Nem uma costelinha pode, Nando? Um franguinho com angu? Uma lasanha pequena?

Mãe tem um coração tão grande que não entende essas miudezas de regime. Não é exagero, só quem conhece Minas Gerais sabe da relação estreita que existe entre comida e afeto nessa terra. Quem não conhece Minas, mas conhece um mineiro, também pode entender.

Em Minas tem comida na mesa vinte e quatro horas por dia. Quando alguém oferece um pão de queijo, um biscoito de polvilho, um doce de leite, jamais se espera uma resposta negativa. A frase "obrigado, não quero" não existe.

Existe "noooosssa, que delícia!", e, se for bom mesmo, aí existe o "nuuu!". Nuuuuu, com quanto mais u, melhor, é uma variação resumida e reforçada do "Nossa Senhora". Pode ser Nossa Senhora Aparecida, da Piedade, das Dores, tanto faz.

Quando vou para casa em dias normais e sem regime, a Dona Sara pergunta antes:

— Nando, querido, você prefere costelinha de porco, frango com quiabo ou rabada?

Eu respondo que não é para ela se preocupar. Mas sei que não adianta nem responder, nem escolher. Sei que sempre vou encontrar no fogão três panelas fumegantes. Uma com rabada, outra com costelinha e outra com frango e quiabo.

No forno também tem uma torta de palmito ou de sardinha, na prateleira tem uma lata enorme de amendoim caramelado e na geladeira tem Mate Couro, que é um refrigerante típico de BH. E no congelador tem uma dúzia de picolés e um pote de três litros da sorveteria São Domingos.

Além de toda essa orgia calórica, no primeiro intervalo de qualquer assunto, de qualquer conversa, antes, durante ou depois do almoço, do café da tarde ou do jantar, a Dona Sara sempre lembra de avisar:

— Tem manga, hein, gente!

Em Minas, comida é coração. É uma pena que nosso organismo seja tão racional e não perceba essas delicadezas, esse carinho. Assim como pé de galinha não mata o pintinho, calorias na casa da mãe não deveriam entrar na conta. Esse mundo é muito injusto.

Durante a breve temporada belo-horizontina do projeto Afina, Rocha, lutei também fora de casa, em cada esquina, contra todas as tentações feitas com o legítimo queijo meia-cura do Mercado Central. Existe um típico salgadinho belo-horizontino chamado casulo. Salgadinho é modo de dizer, porque ele é maior que uma bola de sinuca. Um bolinho de queijo tamanho GG, com farinha de trigo e queijo curado, que vai para a frigideira e é servido quente e crocante. É uma tentação. É um pecado recusar um casulo com Mate Couro. Mas eu fui forte.

Também escapei dos bares, driblei os convites etílicos e voltei de Belo Horizonte mais determinado ainda. Descobri que resistir também é saboroso.

Fernando Rocha 71

Voltei, assim, para minha sóbria geladeira paulistana. Lá no fundo dela, na floresta de almeirão e rúcula, existia e resistia — e ainda resiste até hoje — uma garrafa de champanhe. Esqueci por lá, de propósito, para lembrar todos os dias que um dia ainda vai ter festa.

A vida fica melhor com essa espera, mesmo porque o melhor da festa é esperar por ela. Então eu sigo esperando. E desse jeito eu fui, e desse jeito foram quatro sábados, todos eles absurdamente de sol, nenhum deles como antes.

O Fernando que começou esse caminho pensava e pesava diferente do Fernando de agora. Quase dez quilos deixaram de existir, mas ainda não era o fim.

Embora existisse um prazo simbólico para terminar o projeto, comecei a entender que não existe exatamente uma linha de chegada, um ponto final. Existe, mesmo, é uma forma de caminhar, um pensamento mais leve, um respirar mais profundo. É tão bom que, além de tudo, emagrece.

A experiência com as psicólogas da clínica foi importante para moldar essa característica mais leve e também para ajudar a responder às frases mais chatas de se ouvir nessa época, um fogo amigo que também machuca:

— Fazer regime é fácil, difícil é depois.

— Quero ver se vai manter!

Quem fala isso não imagina como tudo é difícil. É difícil ser gordinho, é difícil fazer regime, é difícil manter o peso depois do regime. Então é só escolher qual "difícil" você quer para viver com você. E depois é só viver.

O ataque mais direto era de pessoas que já tinham feito regimes iguais, até mesmo na clínica Ravenna:

— Emagreci quinze quilos.

— Que bom!

— Pois é, mas logo depois engordei outros vinte quilos. Toma cuidado, hein?

Os grupos de experiência e terapia faziam o oposto desse pseudo boicote. Eram psicólogos bem preparados para lidar com a relação de compulsão que a comida exerce no nosso cotidiano, mascarada por outros nomes e, principalmente, por emoções. Os grupos têm reuniões semanais em horários diferentes e são distribuídos de forma muito equilibrada. Por exemplo, à tarde existe um grupo com mais donas de casa, e as demandas são mais ligadas à realidade delas. À noite, a predominância é de homens e mulheres que trabalham durante o dia. É um jeito de entender histórias que poderiam ser suas, batalhas que você entende que enfrentaria.

É fácil se identificar com o relato de quem travou, arduamente, um duelo contra um pedaço de pizza no domingo à noite. Ou contra uma coxinha na tarde de quarta. Resistir passa a ser uma vitória mais duradoura, isso sem contar a relação com a balança, que passa a ser harmoniosa. Mas também é uma guerra.

Foi uma das experiências mais marcantes. Ouvir e ser ouvido por pessoas parecidas comigo e respeitando regras, como não falar, em hipótese alguma, o nome de qualquer alimento (batatinha, empada, lasanha, feijoada, bisteca, chocolate, doce de leite). A luta é mais ampla e, ao mesmo tempo, muito particular. Às vezes, o que está sendo dito não é apenas um simples substantivo, mas um gatilho poderoso para acionar pensamentos mais poderosos ainda.

Eu me adaptei bem com um grupo mais maduro que se reunia nas noites de quarta. Foi um momento de plenitude. Estava emagrecendo, estava contando a minha história, e não era a história de um repórter. Era a minha luta real contra a balança, e, em contrapartida, estava aprendendo com outras experiências e compulsões diferentes das minhas. Estava completamente inserido no que fora proposto: o regime — reportagem sendo confeccionada dia após dia, seguindo as regras, seguindo a estrada com uma felicidade que poucas vezes senti na vida.

Naquele tempo, eu contava minha rotina por gramas na balança, e duas delas fizeram parte da história: uma grande e pesada, com autoridade e postura; a outra, pequena e discreta, com elegância e precisão. A maior tem um disco coberto de vidro que marca milhares de divisões de peso. Mesmo assim tem um limite, só vai até os cem quilos. É a balança que fica no meio do caminho de todo dia, do estacionamento até a redação do *Bem Estar*. Ela é usada pelo serviço de malote para conferir cargas de diversos produtos que chegam e saem da emissora. No corpo de ferro que sustenta o disco de vidro tem um aviso: "não mexer".

Sempre passei por ela com meus quase 115 quilos pensando que, infelizmente, para mim, ela não adiantaria muita coisa, nunca mexeria. "Fique despreocupada, dona balança. Se você só sabe contar até cem, para mim você não conta nada."

A outra é digital. Marca as miudezas da vida de todo dia com uma simpática luzinha azul. No máximo até cinco quilos. Durante décadas, ter um objeto desses na cozinha de casa era tão absurdo quanto acompanhar o campeonato russo de hóquei. Mas eu tive uma, e ela foi a rainha soberana da cozinha!

Com ela, eu sempre ficava torcendo para que a asinha de frango fosse tão leve a ponto de eu ter direito a outra para completar os gramas do dia. E que acontecesse o mesmo com o bife magrinho, que ele não representasse tantos números.

Foi com essas duas balanças que eu descobri, na prática, que existem formas diferentes de sentir pesos idênticos. Na balança grande, que no máximo marca cem quilos, eu precisava de cem gramas a menos para que o ponteiro me aceitasse. Isso tudo ou só isso: cem gramas!

Eu estava quase abandonando os três dígitos, só faltavam cem gramas. Mas, na balança pequena, cem gramas é só um nada que some no prato do almoço ou do jantar. O mesmo peso que falta é o peso que sobra.

Muito tempo depois, tive outro encontro com a balança dos cem quilos.

Ela estava na carroceria de um caminhão-baú com várias outras tralhas, computadores antigos, cadeiras quebradas, ventiladores faltando peça. A velha balança estava saindo de cena. Ia ser leiloada. Pensei até em perguntar onde seria o leilão, pensei em tê-la comigo para sempre. Mas só pensei.

Pedi para entrar na carroceria, tirei uma foto e me despedi dela com toda a gratidão do mundo. A vida seguia magra e silenciosa.

Quem continuava fazendo barulho eram os amigos, reclamando da sobriedade daqueles finais de semana. E, como não adiantava mais só explicar, resolvi, um dia, mostrar. Escolhi dez leais companheiros e os convidei para um jantar em uma simbólica noite de sexta-feira, para sentirem comigo e com a Ju a dor e a delícia do cardápio Ravenna: caldinho quente com pimenta para realçar os sabores, salada temperada com mostarda muito light e molho shoyu light também, alface, tomate e o auxílio luxuoso de filetes de manga. Para completar, purê de banana-da-terra e duas coxinhas de frango. A única coisa que se podia repetir durante a noite toda era a música.

Gelatina de sobremesa e "mentiroska" com morango para fazer o brinde — mentiroska é um drinque de apoio a quem atravessa essa jornada da dieta. Ele tem tudo que uma caipirinha ou caipiroska tem, menos o álcool. Isso evita aquelas perguntas repetidas, que aumentam de frequência de acordo com o teor alcoólico do interlocutor:

— Mas você não vai beber nada?

— Você não está bebendo?

— Ah, não acredito! Você não está bebendo mesmo?

— O que aconteceu que você não está bebendo?

— Geeeente! Você não bebe?

— Ah, não!

— Como é que você aguenta?

Saúde! Viva a mentiroska! Ninguém repara que a mentiroska, como o próprio nome diz, não é alcoólica! Acho que nem eu reparava. E, assim, todo mundo ia parando de se incomodar porque eu ficava o tempo todo com um copo na mão. Eu me permiti uma mentiroska com abacaxi, morango e guaraná em pó. Uma não, algumas, ou melhor, várias! Todas sem álcool (claro), mas todas com guaraná em pó. Fiquei bêbado de feliz por conseguir ficar feliz sem ficar bêbado. Dá para entender?

Eu sempre achei que quem emagrece muito ou faz uma plástica, ou muda radicalmente o corte e a cor do cabelo, acaba mudando, também, o jeito de ser. Portanto, eu preciso dar um crédito para quem dizia que, mesmo com a cena bem-feita das mentiroskas, eu estava diferente nesses dias de água, ar e alface.

Pode ser.

Outro dia, mostramos no programa uma peça cenográfica de gordura feita de silicone, com todo o requinte de gordura real. Coisa gosmenta que serve de comparação para o esforço de quem luta. O inimigo/gordura ganha forma e textura. Quem enfrenta uma batalha dessas sabe bem o que representa isso. Você olha aquela peça e pensa: isso poderia ter saído de mim; eu tinha isso (ou ainda tenho); essa gordura poderia ser minha (ou ainda é); e, pior ainda, pode voltar a ser minha.

Mas o fato é que eliminar, derreter, liquidar gordura também transforma o pensamento. Faz você ver a vida de um jeito diferente.

Existem variadas explicações científicas para esse processo e, consequentemente, para uma visível mudança de comportamento.

A transformação tem nome curto e efeito longo: cetose.

É o nome dado ao processo de liberação de corpos cetônicos, que acontece em decorrência da lipólise, ou seja, quando se está queimando gordura como combustível no lugar da glicose.

Se o organismo não ingerir carboidrato, não tem glicose, não tem açúcar. E, sendo assim, quem tem mais gordura tem mais gasolina, queima mais.

Um dos sintomas positivos da cetose é a clareza de raciocínio. Mais uma herança de sobrevivência dos homens das cavernas. Clareza de raciocínio para ficar esperto e conseguir comida, carboidrato, combustível. Então é por isso que pensamos melhor se ingerimos menos açúcar? É por causa dos corpos cetônicos. É uma troca justa, mas muita gente diz que eu mudei demais, que já não estou, nem sou tão divertido, tão engraçado quanto antes. Até eu mesmo me assusto quando olho no espelho. Quem é esse? Que poder têm esses corpos cetônicos para me deixar tão sério?

Então eu aproveitava para dizer que esse sujeito mais magro que se descortinava para a vida estava em plena reforma, em obras, para melhor atender os amigos. Quando a reforma terminasse eu teria uma ideia melhor.

Por enquanto, eu só pedia desculpas por não passar no Mercadão para comer aquele sanduíche de mortadela, nem na praça Benedito Calixto para comer comida mineira, nem tomar vinho na casa da Flavinha, nem cerveja, nem slow food. Por enquanto, seria assim. Mais uns dias e eu voltaria. Magro. Mais alegre do que triste. E, quando eu falo, ou foi, ou é, ou será!

"Resista a tudo menos às tentações."

Capítulo Cinco

Por que é tão difícil?

Tudo bem, já deu para entender que o homem das cavernas foi mesmo o culpado de tudo. Ele ensinou nosso organismo a acumular gordura mesmo quando não precisava, por exemplo. Mas convenhamos: os tempos eram difíceis.

A vida era muito mais agitada: era preciso correr para alcançar comida, e também correr para não virar comida. Imagino que os tempos difíceis eram mais abundantes que os fáceis. Aliás, acho que não existiam tempos fáceis naquela época.

Cientistas e médicos dizem que é por isso que é sempre mais fácil engordar do que emagrecer. A seleção natural explica. Quem conseguia acumular gordura sobrevivia e seguia em frente, conseguia caçar e também se salvar. Já os magros tinham menos sorte. Se não eram bons caçadores, naturalmente se transformavam em presas fáceis.

Então, agora dá para fechar o raciocínio, mesmo com tantos anos de distância. O organismo sem gordura acumulada, sem açúcar, sem glúten, sem farinha processada, sem álcool, sem pão de queijo, sem cachorro-quente, sem quibe, sem coxinha ou torta de palmito ou filé à parmegiana fica mais atento e pronto para a sobrevivência, embora não tenha mais que fugir de ninguém. Já não é mais a seleção natural; é cetose pura e simples.

E foi assim que o tempo passou. E passou mais depressa do que eu esperava que seria. Foi bom conhecer ou rever prazeres que estavam muito distantes da realidade e, também, reaprender uma regra básica da Física: "Um corpo mais leve ocupa menos lugar no espaço". Foi bom aprender a comer devagar, mesmo porque não tem muito o que comer.

É importante conhecer outros desafios parecidos. Mudar a escala de valores, principalmente no fim de semana. Essa talvez tenha sido a maior mudança pessoal das últimas décadas.

Foi assim, com um dia de cada vez, que a reta final apareceu na paisagem. Férias à vista. Liberdade vindo acelerada! Vai terminar, claro, mas também vai começar. E vai continuar. A vida vai continuar sendo todo dia. E, grama por grama, a conta vai chegar.

Nem precisava de todos os dedos para contar quantos dias faltavam; quem ia embora de férias era o Fernando Rocha mais magro de todo o século 21.

Meu plano estava pronto: tomaria umas cervejas comportadas em Berlim e provaria umas tortas no vagão-restaurante de um trem noturno para a Polônia. E rapidinho voltaria para a Avenida Paulista, e, depois, para Beagá.

É enorme a curiosidade de olhar na fechadura do tempo. Para saber o que mudou, para saber quem chegou, e, principalmente, quem vem lá. A temporada do projeto Afina, Rocha trouxe mudanças que vão além do espelho e da balança. Vão da Rua Peixoto Gomide para a Bela Cintra — nesse tempo de transformação, até de casa eu mudei.

A janela de vista renovada. Eu realmente precisava usar óculos. Precisava acertar uns lugares na sala, arrumar a cozinha, limpar a pia, esvaziar os armários. Precisava de um relógio novo, para contar o tempo além dos sábados.

Faltava pouco; estava terminando a longa Quaresma de sessenta dias e poucas calorias.

Eliot Ness, o agente do FBI que ficou famoso por prender Al Capone, foi abordado por um repórter logo depois que conseguiu colocar o icônico gângster atrás das grades. Naquela mesma semana também foi decretado o fim da Lei Seca nos Estados Unidos.

— Sr. Ness, o que o senhor vai fazer agora que a Lei Seca acabou?

— Vou tomar um drinque.

O diálogo faz parte de uma cena memorável do filme Os *intocáveis*, dirigido por Brian de Palma.

Apesar da imensa saudade do pão de queijo mineiro, da macarronada de domingo e do parmegiana de qualquer dia, meu acerto imediato de contas seria com calma e com tempo. Mas é claro que eu tomaria uma cerveja para comemorar!

Cabeça, pulmão, fígado, vísceras, córneas, costelas, pernas e mãos, o corpo inteiro trabalhou firme. Foi uma força-tarefa para eliminar o peso que insistia em sobrar por todos os lados de mim.

Eu disse muito mais "não" do que gostaria, e em compensação ouvi muito mais "sim" do que imaginaria. Tive uma torcida fantástica do meu lado. E, assim, foram embora de mim exatamente dezoito quilos e seiscentos gramas! 18,600, um número lindo de derreter. Não foram vinte quilos, mas foi o máximo que eu consegui. Foi o melhor que eu pude fazer. Foi o meu recorde interplanetário!

Para chegar a esse peso de hoje, com menos dezoito quilos e seiscentos gramas, o corpo desceu de elevador e a cabeça foi de escada, bem devagar. E foi uma escada desarranjada e difícil de descer.

Esse contrapeso não aparece em balança nenhuma. A ficha não havia caído, eu ainda não tinha entendido. Fico orgulhoso por ter servido de exemplo para tanta gente, e desde o início soube da responsabilidade que me esperava.

A Julia também me esperava, mas em Berlim. Ela viajou antes para encontrar a irmã, que mora na Alemanha. De férias, eu tinha terreno livre para comer e beber de tudo que tivesse vontade.

Ainda bem que a viagem foi pelo Leste Europeu, que tem uma culinária completamente diferente da nossa, com muito repolho antes, durante e depois de todas as refeições. Ah, se eu tivesse embarcado para Minas Gerais… Mesmo assim, foi um prazer imenso o primeiro almoço pós-Afina, Rocha: um crocante e suculento schnitzel, aquele famoso bife à milanesa alemão.

A viagem seguiu assim, repleta de comida farta e cerveja gelada, sem regra, sem freio e sem horário para nada, mas com o entendimento de que aquele era um período distinto e de que a vida daquela forma antiga era, agora, uma exceção, não mais a regra.

Os primeiros dias da vida real aqui no Brasil, sem regime, sem férias e com quase vinte quilos a menos, foram de uma energia que eu desconhecia. Até a segunda-feira tinha ares de sábado.

Eu não tinha medo de nenhuma blusa modelo slim. E olha que antes eu usava calça 50, e, encarava, agora, uma calça justa 44 ou, se fosse mais larga, até 46.

Por onde eu passava, me pediam receita de regime, dicas, conselhos. De um jeito especial, acabei virando um guardião do peso perdido, um herói das calorias derretidas. Fui convidado pela minha vizinha de horário, Fátima Bernardes, para participar do programa *Encontro* e contar os bastidores do projeto Afina, Rocha.

Uma participação com companhias muito especiais: no palco, Tiê cantava a música-tema da personagem principal na novela das sete. Por sinal, também estava por lá a própria personagem dona da música: Bruna Marquezine.

Fátima Bernardes relembrou toda a jornada do meu emagrecimento. Me perguntou do que eu mais senti falta no regime, e eu respondi que era da comida mineira. Ela lembrou da costelinha feita pela Dona Sara, disse que tinha me visto falando sobre isso. Perguntou se, agora, eu estava liberado. Eu disse que sim, finalmente sim. E, então, ela pediu:

— Dona Sara, por favor, pode trazer o que a senhora preparou.

Como na cena de um sonho, minha mãe entrou no palco com meu pai e uma travessa de costelinha frita no melhor estilo belo-horizontino. Tudo ao vivo, com a plateia aplaudindo, e, eu, de boca aberta, pasmo com a surpresa. Não é todo dia que os seus pais entram ao vivo para te fazer uma surpresa no programa da Fátima Bernardes.

Fernando Rocha 83

A costelinha tinha sido feita por ela mesma no Projac, minutos antes. Os dois tinham viajado ao Rio na noite anterior, e tudo foi mantido em segredo para mim. Até hoje é difícil acreditar. E estava tão bom que minha mãe serviu todo mundo como se estivesse na cozinha da Rua Piauí, em Beagá. A Bruna Marquezine, do meu lado, provou a costelinha da Dona Sara, repetiu e disse que estava uma delícia!

Naqueles dias em que meu peso era uma novidade — e também motivo de festa —, a Comandante Julia continuou em atividade. Não deixou que nada saísse do rumo. Ela também tinha mudado os hábitos de alimentação, e manter a geladeira magra passou a ser um dos seus prazeres.

E tudo continuou quase como antes. A Moema, da Clínica Ravenna, fez questão de manter os encontros da bioimpedância para controlar a quantidade exata de gordura e músculo. Aliás, mais de três anos depois que tudo terminou, ela ainda acompanha meu peso.

Eu continuava (e continuo) me pesando diariamente e seguindo um outro mantra ravennístico: oitenta por cento do tempo com muito controle, vinte por cento do tempo com menos controle. Mas nunca sem controle.

Na prática, eu poderia tomar uma cervejinha no fim de semana, mas tinha que estabelecer um número, uma regra.

— Quantas cervejas?

A pergunta era da psicóloga, Yamila, uma das coordenadoras daqueles importantes grupos de terapia de que eu participava. Ela também se tornou uma pessoa muito querida

Eu tinha estabelecido com ela uma relação de confiança desde meus primeiros dias na clínica. Era diferente da psicanálise, que eu continuava fazendo. Ela tinha mais abertura, comentava, opinava de um jeito bem coloquial. E, mesmo com toda a liberdade presente em nossas conversas, foi e continua sendo difícil estipular uma quantidade de cervejas para o fim de semana. Sendo assim, meio brincando, eu respondi:

— Quarenta cervejas!

— O quê? Quarenta cervejas no fim de semana? De latinha ou de garrafa?

Para causar espanto, falei que seriam quarenta cervejas de garrafa, mas foi uma brincadeira. Claro que ela achou um exagero, e era mesmo, mas o que ela queria me dizer era mais importante do que qualquer número, por mais exagerado que fosse. Ela respondeu:

— Pode ser. Que sejam quarenta. Mas, se forem quarenta e uma cervejas, já é falta de controle. E você vai se perder, entendeu?

Eu entendi tão bem que estou reproduzindo o diálogo, mesmo tanto tempo depois. Se bem que o problema é conseguir contar as cervejas até o fim. Eu sigo tentando em quase todo fim de semana, e invariavelmente me perco na conta antes de chegar às quarenta. De qualquer forma, por medida de segurança psicológica e para evitar qualquer culpa, nunca mais falamos no assunto. Ficou parecendo que eu exagerei no número de propósito. Claro que sim. Mas deu certo. Nunca cheguei a quarenta cervejas — mas também nunca contei, então, consequentemente, nunca perdi o controle. Eu ainda não sabia, mas estava, aos poucos, definindo um formato muito especial de manutenção de peso, que não se parecia com nada que eu tinha visto antes e que me dava uma dose especial de liberdade com responsabilidade.

E foi com esse modelo pessoal de sobrevivência que eu fui em frente. A surpresa que me aguardava estava fora de qualquer plano, meta, regime ou teoria. Quarenta e nove dias depois que a dieta terminou e começou a vida pós-Ravenna, meu peso era de noventa e um quilos e duzentos gramas! Ou seja, quando fiquei livre para comer tudo o que tivesse vontade, não engordei. Ao contrário, emagreci.

Estava com menos peso que no final do projeto. Tinha mandado para o espaço, na soma total, os tão enigmáticos vinte quilos. Mais uma vez, neste século, nunca tinha sido tão leve.

E, de propósito, a marca de quarenta e nove dias não era exata e fechada, porque não estamos falando de uma ciência exata. As variáveis são infinitas, e essa foi apenas a minha medida do possível. Existem diferentes maneiras e cardápios para combinar calorias e verdades. E eu sei que tem gente que defende isso com unhas e dentes, briga e reclama como se nutrição fosse uma religião. Talvez seja mesmo.

Dizem que um dia eu ainda vou engordar de novo, e que o difícil mesmo é manter o peso, que a massa magra vai embora em regimes radicais. E, se massa magra é músculo, então o que eu perdi foi músculo, e isso não é nenhuma vantagem. Sem músculos a saúde vai ficar debilitada e os ossos vão ficar fracos...

E também aparece gente para defender ou crucificar o carboidrato, e surge o discurso neocoxinha dessas nutrichatas que se multiplicam nas redes sociais.

Pois então, eu disse, como magro educado que sou, que minha massa magra (controlada regularmente) vai muito bem e absolutamente dentro do padrão esperado. Fora o metabolismo basal, que, lá do alto, também manda lembranças. Metabolismo basal é o tanto de calorias que o organismo gasta em repouso. É quanto a gente precisa para viver. Só viver.

É a forma mais mágica e linda de emagrecer. Quanto mais músculo, mais alto o metabolismo basal fica, e não é preciso fazer nada para queimar calorias. É a mais confortável queima calórica que existe. A massa de gordura segue diminuindo, igualmente, como convém.

Para comemorar esses números todos, fui para Belo Horizonte provar um franguinho com quiabo e angu feito pela Dona Sara, aquele que ela fez tanta questão que eu provasse quando estive por lá no *Bem Estar Global*.

Claro que também iria aparecer a costelinha que a Bruna Marquezine adorou, a cerveja de garrafa o Dr. Dalai já deixou na geladeira. Foi um fim de semana de exageros mineiros/calóricos, mas, como não tinha balança por lá, me dei de presente aquelas calorias todas.

Eu tinha muito o que comemorar naquele período. Tudo era inédito. Leve. Até mesmo um inusitado título que recebi de cidadão honorário de Elói Mendes, uma cidade simpática no sul de Minas onde morei na adolescência, quando meu pai começou a carreira de juiz de Direito.

Essa cidade foi marcante para minha família inteira. Primos, tios, sobrinhos, todo mundo que passou férias, um feriado ou um fim de semana inesquecível por lá. Todo mundo fez questão de voltar vinte anos depois.

E quem nunca tinha ido fez questão de conhecer a cidade. Sempre que posso, falo dela com muito entusiasmo. E foi por isso que a homenagem foi, também, para meu pai, minha mãe e meus irmãos, Gustavo e Diva Maria.

Para retribuir o carinho e, também, para perder algumas inevitáveis calorias da festa, meu anjo da guarda, Moema, sugeriu no cardápio de comemorações uma atividade menos engordativa: a Caminhada Afina, Rocha de volta a Elói Mendes.

Cinco quilômetros pela cidade para matar a saudade das farras de adolescente. Centenas de pessoas participaram. No final, com animação de trio elétrico, teve música e muita dança.

Já era um treino para o próximo desafio da minha vida magra, que consumiria milhares de calorias e milhões de neurônios: a Dança dos Famosos do *Domingão do Faustão*.

> **"Entrega, aceita, confia e agradece."**
>
> José Hermógenes de Andrade Filho
> (*Professor Hermógenes*)

Capítulo Seis

Dança que eu quero ver!

Fui apresentado como bailarino em um domingo de festa com Faustão e Ivete Sangalo no palco. A Dança dos Famosos me aguardava.

Doze participantes e um título em disputa. Entre as mulheres: Viviane Araújo, Negra Li, Mariana Santos, Maurren Maggi, Françoise Forton e Agatha Moreira. No time masculino, meus colegas eram Flávio Canto, Igor Rickli, Bruno Boncini, Arthur Aguiar e Érico Brás.

Na primeira apresentação são anunciados as professoras e os professores que vão formar as duplas da disputa. Quem dança com as mulheres são professores experientes. Craques do assunto, com várias participações no quadro. Gente que sabe muito.

Quem dança com os homens são as bailarinas do Faustão, que, também, são experientes. Muitas eram professoras de dança antes de entrar para o elenco do balé. Nesse dia existe um clima de suspense no palco até mesmo para as trinta e cinco bailarinas, porque o anúncio das duplas é feito ao vivo.

Elas não sabem quais vão ser as seis escolhidas, nem com quem vão dançar. E foi assim, tão surpreso quanto ela, que fui apresentado à minha professora, Juliana Valcézia.

Uma das mais experientes do grupo. De cara o Faustão já disse que ela era muito brava, e nem precisava. Eu já tinha imaginado isso na primeira fração de segundo em que nós dois passamos a existir como professora e aluno.

Loira e de olhos verdes, calculei que ela tinha mais ou menos o meu tamanho — um metro e oitenta, por aí. Ela tinha uma seriedade impressionante no olhar, mesmo quando sorria. Meses depois, minha lista de adjetivos para ela seria imensa.

Construímos uma importante relação de amizade. Conheci sua família, seu marido, seu pai e seu irmão. Ela também conheceu a Ju, meus filhos, meus pais e vários amigos. Mas, naquele primeiro momento, ninguém conhecia ninguém, e eu só conseguia pensar na tarefa difícil que ela tinha pela frente.

A missão dada pelo Faustão era: "Faça o Fernandão dançar". Dentro mim, a energia mais poderosa era para que tudo fosse doce na nossa caminhada. E, mesmo sem saber dançar, eu me prometi que iria fazer de tudo para não decepcionar minha professora.

No dia seguinte, começariam os ensaios, no Rio de Janeiro. A Dança dos Famosos é também um reality show. Os ensaios acontecem em um estúdio que tem vários ambientes. As paredes são de vidro escuro espelhado, porque as câmeras estão por todo lado. Os participantes usam microfone o tempo inteiro e não só nas aulas... Tudo que se conversa no estúdio, os lanches, os cafezinhos, os camarins, tudo vira material para ser exibido antes da apresentação de cada dupla.

Por esse motivo é que todos os dias eu terminava meu programa ao vivo em São Paulo e seguia para o Rio. Os ensaios precisavam ser no Projac, porque existia todo esse ambiente que também fazia parte do espetáculo.

A viagem mais demorada era a de carro do Aeroporto Santos Dumont até Jacarepaguá, nos Estúdios Globo. Duas horas na ida, mais duas horas na volta e três horas e meia de ensaio. Troquei o rigor do regime pela concentração nos passos. Sem horário para almoçar, sem controle de calorias, sem receita, mas com muito suor e, consequentemente, muita fome também.

Foi um tempo de emoções à flor da pele. Em momento algum essas idas e vindas na ponte aérea foram um problema; tudo era desafiador. Guardando as devidas proporções, era como se o Íbis de Pernambuco — o famoso pior time do mundo — estivesse disputando uma Copa Libertadores da América.

Eu seguia encantado com o universo musical. Essa vida em oito tempos, esse um, dois, três, quatro me faziam quebrar a cabeça e perceber minhas limitações. Uma coisa é brincar no quintal de casa, que, no caso, era meu programa. Outra coisa, bem diferente, era dançar no palco do *Domingão do Faustão*.

Eu já fui ator de teatro, já senti o calafrio de algumas estreias, mas dançar é diferente. Um movimento errado pode avacalhar com tudo. É uma questão de matemática e fôlego.

Tem um ensaio técnico, algumas horas antes, que faz o coração quase sair pela boca. Nele, a coreografia é repetida duas vezes. É a hora de entender onde as câmeras vão ficar, para que lado olhar e, principalmente, conhecer o famoso palco de LED com luzes coloridas que mudam de acordo com o ritmo.

Quando vi essas luzes acenderem pela primeira vez comigo no palco, pensei em John Travolta. Mas só pensei. Estava pronto, com a mente quieta, a espinha ereta e o coração tranquilo. Milhões de sorrisos guardados comigo. É muito mais do que dois pra lá, dois pra cá. Mais do que acertar ou errar, "estou pisando nesse chão devagarinho".

Em um domingo azul, recebi, de bom grado, todas as bênçãos, todas as boas vibrações e todos os grandes e demorados abraços de boa sorte. Lembrei de uma frase do Professor Hermógenes: "Entrega, aceita, confia e agradece".

Quem sabe faz ao vivo. A hora é agora: dançando no Domingão! Não tem por onde nem para onde correr. Fomos a terceira dupla a se apresentar. O ritmo é o baladão. O coração acelera. Vive-se para isso. Lá vamos nós!

Nessa hora entra uma batidinha de contagem de tempo, *tec, tec, tec*, e a música explode alta. "Love Is in the Air" entra com tudo nas caixas de som do Estúdio 3 da TV Globo de São Paulo. A plateia vibra.

"Love is in the air, everywhere I look around."

Terno marrom de veludo, colete, camisa dourada, barba por fazer, estilo anos 1970, sapato de verniz, Ju Valcézia linda com uma saia curtíssima, também dourada, e um cabelo encaracolado que demorou quase oito horas para ficar pronto.

Quando acaba, a gente que foi tudo muito rápido. E de fato foi. Mas, na hora, parece que nunca vai terminar. São menos de três minutos, e cada segundo conta. Consegui acertar os passos, mas dancei fora do compasso. Ou melhor: completamente fora do compasso. Me antecipei ao ritmo da música.

Para minha sorte, não percebi o erro e segui em frente como se nada tivesse acontecido. A plateia gostou e deu nota boa, mas, claro, os jurados anotaram a falha.

O júri é dividido entre artistas e técnicos profissionais da dança. Todos eles sabem que a avaliação não pode ser tão rigorosa. Quem participa não é bailarino, e muitas vezes não tem ideia do que vai acontecer ao longo do caminho. As notas são acumulativas para todas as etapas seguintes.

Normalmente é assim: quem gosta da apresentação dá nota 10. Quem gosta menos dá 9,5. Quem gosta pouco pode dar 9 ou 8,5; o limite é mais ou menos esse.

O júri é diferente a cada s a e a platei também vota. Quem vai assistir ao programa recebe na entrada um dispositivo eletrônico para dar a nota e a produção faz uma média das avaliações. A nota da plateia vira um número único que é somado com todas as outras avaliações.

Nesse primeiro dia, Tiago Abravanel, Sheron Menezzes e Artur Xexéo, do júri artístico, destacaram minha falta de ritmo, mas foram generosos diante da alegria que viram em cena. Falaram que eu tinha muito que aprender, elogiando minha coragem de estar ali. Nem eu sabia que ela, minha coragem, era tão representativa.

O Xexéo lembrou que nunca tinha visto um jornalista da Globo na disputa, e, de fato, eu era o primeiro. Disse que torcia por mim, apesar de ver que eu dançava antes da música, e deu 9,5. A Sheron comentou que achou tudo muito engraçado, e que eu teria uma enorme dificuldade em outros ritmos, mas deu 9,9. O Tiago Abravanel, que tinha participado do quadro no ano anterior, falou que sabia bem das dificuldades de estar naquele palco e deu nota 10.

No júri da parte técnica, a coreógrafa Fernanda Chamma explicou que, apesar de tantos desencontros de ritmo, eu poderia dizer, com tranquilidade absoluta, que sabia dançar, e deu nota boa, 9,6. O pior viria na sequência: Renato Vieira, coreógrafo e carnavalesco carioca, experiente e mal-humorado, lascou um 7,8. Foi difícil. A dupla fica imóvel enquanto é julgada. É um momento falta de graça total. Se a nota é boa, a gente abre um sorriso e agradece, mas, se a nota é ruim ou péssima — como foi a do Renato —, a gente também abre um sorriso e agradece, mas é aquele sorriso amarelo: que bom! Um 7,8! Que legal! Não vai fazer falta, não? Foi a pior avaliação que eu tive em minha breve carreira de bailarino da Dança dos Famosos. E era só o começo.

Mesmo assim, na soma das notas, entre os seis participantes homens, fiquei, inacreditavelmente, em terceiro lugar nessa primeira etapa. Descobri que milhares de pessoas no Brasil inteiro também dançam assim como eu, sem saber onde fica a esquerda e a direita, sem saber se é pra lá ou pra cá.

Recebi milhares de mensagens; gente que dizia que só dançava quando tomava uma cervejinha, que não tinha coragem de dançar nas festas de família, mas que quando me viu fazendo aquilo tudo de certo e de errado tomou coragem para dançar também.

Desde então eu me sinto o legítimo representante desses milhões de brasileiros que não sabem dançar, têm consciência de que nunca vão aprender, mas sabem que dançar é muito bom e, do jeito que for possível, vão continuar dançando.

Na etapa seguinte teve forró. Não aquele forró pé de serra, com zabumba, triângulo e sanfona. Era o forro universitário, movimentos rápidos, piruetas e rodopios. O tempo era curto para assimilar tudo, só uma semana.

Percebi, na prática, que tinha enorme dificuldade em prestar atenção e executar a coreografia. Esquerda e direita, braço e perna, pescoço... tudo na dança tem uma razão, e tudo isso me confundia.

Faltava foco e faltava tempo. Não dava para ficar parando tanto, explicando tanto... Foi um teste de paciência para a Ju Valcézia. Mesmo assim, ela mais achava tudo engraçado do que ficava brava. A relação com a professora/bailarina é muito intensa e, literalmente, muito próxima.

Ela precisa ter paciência para voltar milhões de vezes no mesmo movimento. É quase um processo de alfabetização. Algumas vezes isso ficava muito evidente. Quando eu entendia uma contagem de oito tempos, era como se estivesse aprendendo um novo idioma, um idioma complicado de alfabeto cirílico. Sem nenhum exagero, era como se eu estivesse aprendendo a falar russo!

Dançando forró, pude fazer todas as palhaçadas possíveis. Era um artifício que eu usava e ainda uso. Nos momentos difíceis, entra em ação o *jokerman*. Com todo o respeito e com toda a força e energia, quem comanda a cena é o espírito do palhaço!

Faltava coordenação motora, mas sobrava bom humor. A música era "O que acontece na balada", de Thaeme e Thiago. O júri foi muito simpático e eu recebi elogios inesquecíveis. Suely Machado, mineira de Belo Horizonte e criadora da companhia Primeiro Ato, disse que eu ultrapassava, com estilo, a barreira do ritmo; o J.C. Violla falou que eu poderia criar meu próprio método de dança.

Mesmo assim, tantos elogios não representaram notas máximas. Elas variaram entre 9,5 e 9,8. O único 10 que tive nesse dia foi do Agnaldo Timóteo. Que honra!

Dois décimos aqui, dois décimos ali... quem senta na bancada para julgar não imagina como essas migalhinhas, esses farelinhos de pontos fazem falta. Eles foram decisivos na disputa pelo terceiro lugar. O parceiro Érico Brás fez uma apresentação primorosa e ficou em terceiro. Eu e Ju Valcézia caímos para o quarto lugar.

Era uma classificação perigosa, porque nessa primeira etapa três participantes seguiriam em frente e os outros três iriam para a repescagem.

O cansaço ia ficando cada vez maior. E os ritmos iam ficando cada vez mais difíceis. A cada semana mudava o desafio, e o próximo era o rock clássico.

A música era uma baladinha dos anos 1960 que ficou famosa com o grupo The Monkees, e, depois, como tema do filme *Shrek*: "I'm a Believer".

Ju Valcézia rodava com as pernas na minha cintura, e eu rebolava a mil por hora, com um terno meio verde e meio amarelo. Ela usava um vestido do mesmo tom, na altura do joelho, com várias camadas de tecido. Foi nosso figurino mais sofisticado e o que mais deu trabalho. A luz do palco refletia um verde maravilhoso no meu terno e no vestido dela. Era esperança pura. Era coisa boa para acontecer.

No ensaio de palco, por três vezes seguidas, o vestido dela grudou na minha blusa. Nem dava para imaginar acontecer uma coisa assim durante a apresentação. Mas a gente estava tão concentrado, tão ligado um no outro que conseguiu resolver, ao vivo, outro problema. Logo no primeiro movimento, quando a Juliana veio correndo na minha direção, se apoiou no meu joelho e se virou de cabeça para baixo. Eu rodei duas vezes em torno do meu próprio eixo com o vestido dela na minha cara. Não conseguia enxergar nada e continuava rodando e sustentando seu peso. Só pensava:

— Não posso cair. Não vou cair.

Foi, disparado, a nossa melhor apresentação. A mais verdadeira. As notas corresponderam ao esforço. No júri artístico, Antônio Fagundes deu nota 10 e, no júri técnico, duas surpresas, Maria Pia Finocchio, considerada uma das juradas mais rigorosas da Dança dos Famosos, deu 9,9, e Marcelo Misailidis, o primeiro bailarino do Teatro Municipal do Rio de Janeiro, deu a nota máxima.

A plateia foi ao delírio. Tudo deu certo. Tudo aconteceu como planejado. Inclusive voltar para o terceiro lugar e afastar o risco da repescagem.

Nesse dia o elenco todo da Dança foi comemorar lá em casa. Uma festança tão inesquecível quanto arriscada. Eu moro no décimo quarto andar, e o apartamento tem aquelas janelas grandes, é uma parede inteira de vidro. E foi ali, na sala, que eu repeti a coreografia com a Ju Valcézia, dando as mesmas piruetas e sendo rodada de cabeça para baixo, a centímetros de distância da janela e a quatorze andares de altura.

Ainda bem que estava meio escuro e nem deu para enxergar o perigo.

Mais uma vez, foi um sucesso. E, de novo, a plateia foi ao delírio. E só não teve repeteco porque a síndica veio, pessoalmente, pedir em nome de todos os outros vizinhos para encerrarmos a farra.

Foi meu melhor momento na competição. A semana seguinte seria decisiva. Três participantes seguiriam para a fase final e três ficariam na repescagem. Eu estava na parte de cima da tabela e muito confiante na classificação.

O novo desafio era o funk, um território fértil para caras e bocas e muito jogo de cintura. O figurino era ótimo: camiseta e jaqueta abertas e um monte de colares dourados.

Foi a coreografia mais difícil, mais ginástica do que dança. Ao contrário dos ritmos anteriores, que tinham contato físico com a professora e ela podia conduzir a dança, o funk era mais individualizado, mais separado.

Em alguns momentos eu ficava de costas para Ju Valcézia e tinha que fazer o mesmo movimento que ela. Qualquer contagem errada colocaria tudo a perder. A semana foi difícil, sem graça e muito cansativa.

No último ensaio de palco, quase faltou ar de tanto esforço que eu fiz. Naquele domingo, meu pai, minha mãe e meus primos,

Celinho e Tania, vieram de Belo Horizonte para acompanhar o programa da plateia. Julia, minha mulher, cumpriu o ritual que havia criado: levou ao camarim um vasinho de arruda e, como sempre, a Ju, bailarina, colocou um ramo atrás da orelha. E eu também, como sempre. Tudo certinho como sempre... Só que não.

Sabe aquela hora em que o jogador vai bater um pênalti decisivo no último minuto de jogo? Ele sabe o que fazer, ele treinou para fazer isso, ele tem toda a capacidade técnica necessária. Mesmo assim, ele vai lá e chuta para fora, isola.

Foi assim comigo.

Me enrolei com os colares, troquei as posições, perdi o tempo da música e, quando meu olhar cruzava com o da Ju Valcézia, eu percebia, naquela fração de segundo, que ela estava dizendo:

— Caramba! Tá tudo errado!

— Não é assim, não é para lá!

— Volta! Volta!

Foram poucos minutos, mas foram minutos eternos, que até hoje ecoam na minha memória.

Aconteceu isso tudo, e claro que os jurados perceberam. Eles foram educados, pelo menos. Bárbara Paz me comparou com Jerry Lewis, já o coreógrafo Fly disse que a dança precisava da minha alegria e etc. e etc. e tal. Um 9,5 aqui, outro 9,8 ali, e nenhuma nota 10.

Na soma geral de todas as notas, aquele 7,8 do jurado Renato Vieira, lá na primeira apresentação, fez a diferença. No placar final da primeira fase, o terceiro lugar ficou com o Igor Rickli, que mandou muito bem no funk e mereceu a classificação. Ele somou 113,5 pontos.

Em quarto lugar, e na repescagem, estávamos eu e Ju Valcézia, com 113,4 pontos. Faltou só um décimo. Um único décimo. Mas, além disso, eu sei que faltou muito de mim na apresentação, sei que foi um legítimo pênalti perdido. Faltou ritmo e perna na hora certa, mas, no placar geral, faltou mesmo só esse danado de um décimo de ponto.

Fiquei triste pela minha professora, pela decepção que senti no olhar dela. Foi além das minhas forças, mas os dados ainda estavam rolando, e se dançar funk, para mim, era quase como aprender a falar russo, eu precisava virar logo a chave para outro alfabeto: a valsa! A última chance. O desafio da repescagem.

Era preciso zerar todas as contagens de oito tempos, esquecer aquele um, dois, três, quatro. Na valsa, o tempo é outro, um, dois, três, um, dois, três...

Era preciso, também, esquecer aquelas gracinhas todas, os tremeliques e as caretas, era preciso uma entrega ainda maior. E tudo isso com o cansaço acumulado. Com a mesma rotina, com o desgaste de fazer todos os dias um programa ao vivo pela manhã em São Paulo e voar para ensaiar à tarde no Rio.

Foram mais de mil quilômetros percorridos, diariamente, durante três meses. Uma vez o Faustão comentou sobre isso e disse que eu já era quase um comissário de bordo.

Era impossível pensar em qualquer plano de alimentação controlada com essa rotina maluca. O que compensava eram as calorias perdidas. Eu me empanturrava de biscoitinho integral servido a bordo na ida e na volta. Almoçava um quibe, jantava um misto quente e lanchava os quitutes e frutas que ficavam no estúdio durante o ensaio.

Agora, homens e mulheres estavam juntos na repescagem. Éramos eu, Érico Brás e Flávio Canto, e mais Françoise Forton, Mariana Santos e Agatha Moreira. Todos os pontos foram zerados. Em uma apresentação os jurados iriam escolher os três candidatos que seguiriam em frente e os três que seriam eliminados.

Quando chegou o domingo da valsa, usei um terno azul para dançar o "Danúbio azul". Tinha um clima de melancolia no ar. A Ju Valcézia parecia uma imperatriz austríaca, com um vestido azul que brilhava no palco. A semana de ensaios foi a mais técnica e a menos emotiva.

Antes de entrar, a gente se olhou profundamente e entendeu que aquela era a nossa despedida. Agradeci a generosidade, o carinho e o respeito que ela teve comigo. Foi realmente uma amiga que ganhei para a vida.

Momentos antes de dançar, fiquei emocionado na conversa com o Faustão. Ele me chamou de Imperador da Pampulha e eu respondi que não estava ali sozinho. Estava acompanhado de uma multidão de pessoas que torciam por mim. Que se enxergavam em mim, com todos os erros e todas as confusões que eu fazia, e que na verdade o mais importante, o mais prazeroso de tudo era, simplesmente, dançar, e isso é muito natural. É orgânico. Os animais dançam, as plantas, as nuvens, até as pedras dançam: Rolling Stones!

E, então, lá fomos nós, eu e minha imperatriz Valcézia, rodopiando no salão. Naqueles breves minutos eu tive ideia do privilégio de estar vivendo tudo aquilo. Usando aquela roupa tão elegante, dançando uma valsa na vida real, em um domingo à tarde, para uma plateia de milhões de telespectadores, no Brasil e pela Globo Internacional.

Foi uma despedida e tanto, um enorme aprendizado. O único voto que eu tive valeu por muitos. O professor Ivaldo Bertazzo disse que eu tinha uma leveza chapliniana e um bom humor, mesmo dançando valsa, mesmo sem fazer nenhuma gracinha. Uma façanha e tanto!

As mulheres deram um show de leveza na valsa e foram todas classificadas naquele domingo; os homens, todos desclassificados.

Quando cheguei em casa, encontrei essa mensagem do meu filho Rafa:

"Rocha, você já é um campeão desde o momento em que você aceitou embarcar nessa aventura. Todo o esforço que você teve nesses meses, indo e voltando de São Paulo pro Rio e sempre ralando para se encaixar em um novo estilo de dança, sempre pesquisando novos passos, como poderia melhorar, tudo isso faz de você um vencedor! Estaremos juntos nas horas boas e nas más, na vitória e na derrota, alegria e tristeza! Escrevo isso para um ídolo e companheiro que tenho o imenso privilégio de poder chamar de pai."

Semanas mais tarde, nos reunimos todos de novo no palco do Domingão do Faustão para a grande final com os três últimos remanescentes na disputa. Arthur Aguiar, Mariana Santos e Viviane Araújo dançaram tango e samba para decidir o título daquele ano.

Mariana, que veio da repescagem com a valsa, teve uma participação brilhante, e o terceiro lugar foi um prêmio e tanto. Arthur ficou em segundo, mas durante toda a competição foi líder. Na reta final faltou fôlego para variar de ritmo do tango para o samba. Mas ele foi brilhante. Viviane Araújo se consagrou em primeiro lugar, com muito estilo e merecimento. Dançou tango com tanta alma que até chorou. E sambou como se estivesse na avenida com o Salgueiro.

O prêmio da Viviane, além do troféu, foi um carro zero. No fim das contas, tive certeza, com todo o respeito, de que o meu prêmio teve mais valor. Um carro pode ser comprado. Ele pode ser caríssimo, mas tem um custo que pode ser dividido em muitas parcelas e, depois, pode ser revendido dezenas de vezes. Ele serve na medida para muitas pessoas. Tudo que eu vivenciei, as roupas que eu usei, as músicas que eu dancei, as fotos e as lembranças que eu guardei ninguém pode comprar, nem vender, nem emprestar.

Essa emoção que eu conquistei, só eu posso viver, só tem a minha medida. E ela é única! Nos retratos não existe nenhum erro de movimento, nenhuma nota baixa de jurado nenhum. Tudo é harmonia, e assim vai ficar para sempre. Em arquivo digital indelével. Eterno.

O brilho dos olhos, a alegria de ser e estar. Plenitude. O terno marrom de veludo cotelê, a roupa verde-esperança, a fantasia da valsa. As luzes do palco de LED estão acesas e nunca mais vão se apagar. Isso vai continuar comigo.

Dançar vai ser para sempre o que eu mais não sei fazer na vida. E não tem problema. Vou continuar fazendo como nunca — ou pelo menos, tentando.

"Sempre atendo a vida quando ela chama para brincar."

Capítulo Sete

A vida depois da dança

Emoções à parte, do ponto de vista técnico e sincero, minha participação na Dança dos Famosos foi de regular a sofrível. Acho que uma avaliação mais isenta encontraria um nível ainda abaixo que o do sofrível. Mas, ainda bem, existem outros parâmetros de avaliação e, ainda bem, a história pode ser contada de formas diferentes.

Quando terminou a maratona de idas e vindas ao Rio, quando a rotina voltou ao normal, fui percebendo a dimensão de todo aquele esforço, quantas pessoas tinham vibrado comigo nas apresentações.

Minha saudosa avó Lota dizia que, quando a gente não gosta de alguém, não vai com a cara de uma pessoa, quando o santo não bate, não combina, não precisa nem se preocupar, porque a pessoa também não gosta de você, não combina e também não vai com a sua cara. Ela dizia:

— Não perca tempo com isso, meu neto. Pau que dá em Chico dá em Francisco. Essa pessoa também não gosta de você.

A outra moeda dessa filosofia mineira é que, quando você gosta imediatamente de alguém, tem simpatia e afinidade, isso também é recíproco. Muitas vezes a gente gosta de alguém de graça. E eu gostava tanto de fazer o que estava fazendo — dançar daquele jeito, quebrar todas aquelas regras de ritmo e lógica —, que tinha certeza de que, do lado de lá da televisão, uma multidão de gente também gostou de mim.

E continua gostando. É um público diferente do que me assiste todas as manhãs no *Bem Estar*, principalmente pelo dia da semana. Para muitos telespectadores que estão em casa no domingo à tarde, aquela sofisticação é especial, e todo aquele requinte, muitas vezes, é a principal diversão do fim de semana.

Gente simples, que brilha os olhos e torce muito naquela disputa. Principalmente para quem eles sabem que não vai ter a mínima chance. Para eles era especial torcer por mim. Um passo certo aqui, uma nota boa ali, e não é que eu poderia chegar?

Se dançar é difícil de aprender — e é mesmo —, eu fui lá e mostrei que todo mundo pode fazer. De algum jeito. De alguma forma eu aproximei a dança do público e vice-versa. O coreógrafo do quadro há mais de uma década, o queridíssimo Sylvio Lemgruber, deixou isso claro quando me mandou este recado em suas redes sociais, logo depois que eu fui eliminado:

"Tenho certeza absoluta de que a dança é tão somente um manifesto da alma... deve provocar sorriso verdadeiro... arrepio em todo o corpo... brilho nos olhos... os passos podem ser simples mas a grandeza da alegria ao executá-los é que deve reger a razão da coreografia... e um grande mestre disso nessa última edição da dança dos famosos foi o Fernando Rocha... que genuinamente encontrou essa alegria no seu corpo e nos movimentos que dele saíam... cuidado, profissionais puristas!!!... as regras vieram depois da dança!!"

Dançar também virou, naturalmente, uma referência importante nas palestras que comecei a fazer sobre saúde e qualidade de vida. Além do exemplo de superação dos limites, a dança é uma oportunidade interessante para discutir com a plateia sobre concentração, metas e objetivos.

Eu gosto de contar sobre um diálogo que tive com a Juliana Valcézia nos bastidores de uma apresentação. A gente tinha o hábito de repassar a coreografia olhando um para o outro, só falando os movimentos, mas sem se mexer. É um lugar de concentração máxima minutos antes de ir para o palco. Naquele domingo eu estava tão disperso que quase nem ouvia o que ela dizia. Em compensação, tinha abrangência no olhar para tudo que estava em volta.

Fernando Rocha 105

Eu percebia a cor da tinta na caixa do relógio de força que estava atrás dela, reparava que tinha muita poeira na mangueira do extintor de incêndio, que o interruptor de luz estava sujo de graxa... eu prestava atenção em tudo, menos no que precisava naquele instante.

Essa percepção difusa, distribuída, esparramada, pode ser um problema, mas também pode servir para enxergar a mesma situação com abordagens diferentes. O que a princípio parece um defeito pode ser, em algumas situações distintas, uma grande qualidade.

O público das palestras também espera que alguma dancinha aconteça, e, é claro, acontece. Tem o lado engraçado de dançar, mas tem a questão da atividade física, de ativar novas áreas cerebrais. Muita gente que não gosta de fazer ginástica pode gostar de dançar e descobre um jeito fantástico de se cuidar.

Acertar o ritmo passou a ser um detalhe, e a dança entrou de vez no meu dia a dia. Passei a entender melhor as pautas do programa que falavam de coordenação motora, de lateralidade... de falta de atenção. Não é exagero dizer que eu melhorei.

Fizemos em Vitória, no Espírito Santo, um _Bem Estar Global_ com a participação da Juliana Valcézia e relembrei com ela, ao ar livre e ao vivo, uma espécie de melhores momentos de nossas coreografias.

Nessa época também fui homenageado no Festival de Dança Infantil de Florianópolis. No programa oficial do evento tinha um texto sobre minha participação na Dança dos Famosos. Era uma Carta a Fernando Rocha. Uma forma muito carinhosa de dizer que eu tinha "levado a dança a lugares inimagináveis"; que eu "sempre atendo a vida quando ela chama para brincar"; e que, mesmo sem ter sido campeão, eu conheci "mais sobre a capacidade do corpo e da mente" e que "lidar com erros e acertos é uma tarefa diária". De acordo com aquela carta, também, além de ganhar o carinho do público, eu fiz algo muito mais importante: fui feliz dançando.

Minha agenda de bailarino ainda tinha mais um compromisso importante: desfilar como destaque de escola de samba de São Paulo. A Pérola Negra estava voltando ao grupo especial e iria abrir os desfiles na primeira noite do carnaval falando sobre dança!

E lá fomos nós de novo, eu e Juliana Valcézia — dessa vez, para a avenida.

Participamos de alguns ensaios na quadra, decoramos o samba-enredo e até preparamos uma coreografia especial. Não era em cima do carro alegórico nem no meio de todo mundo que a gente ia ficar; era na frente de uma ala que falava do rock. Junto conosco foram a Julia, minha mulher, e o Ricardo Manga, marido da Juliana.

Minha fantasia era um terno azul-claro com o estilo das misturebas de que eu tanto gosto: Elvis Presley, Sidney Magal, Roberto Leal e Reginaldo Rossi. Além do sapato branco, eu usava uns colares dos Filhos de Gandhy que ganhei em Salvador. Para ajudar na desconstrução do quarteto, Ricardo Manga estava de smoking, Juliana Valcézia usou um dos figurinos da Dança dos Famosos e a minha Ju seguia no clima *Hair*, anos 1960. Eram múltiplas informações no nosso figurino.

Na concentração, um momento mágico foi quando o bailarino Carlinhos de Jesus, que também desfilava na escola, veio falar comigo quase como um colega de trabalho e disse que se divertia muito quando eu dançava.

Nas arquibancadas, cerca de trinta mil pessoas esperavam a Pérola Negra, a escola da Vila Madalena, abrir a festa. Nós entramos na frente do terceiro carro. Uma imensidão de sambódromo só para nós quatro. A recomendação dos coordenadores era:

— Divirtam-se. Mas não se esqueçam de preencher os espaços e cantar o samba sempre. Se esquecer a letra finge que está mascando chiclete.

Para quem já correu a São Silvestre, anda de bike mais do que de carro, joga tênis e rema de stand-up, pode parecer uma bobagem a distância de 530 metros. É só isso. É o tamanho do percurso inteiro no sambódromo. Mas fazer isso rodopiando a Ju Valcézia na cintura, mandando beijos e beijos sem fim para a multidão que acenava das arquibancadas e, ainda, cantando o samba-enredo sem errar é muito difícil.

Da concentração à dispersão, a distância psicológica é de uma maratona entrecortada de tremeliques. Falta fôlego, ar, gás, falta tudo. Mas é uma experiência única.

A nota triste é que, mesmo com tanto empenho de nossa parte, com tanto esforço e suor, a Pérola Negra não conseguiu se manter no grupo especial. Caiu. Foi para o grupo de acesso, rebaixada para a segundona.

Até hoje eu não consegui entender se a gente teve culpa.

Talvez...

"Uma das piores coisas do mundo é ter razão."

Capítulo Oito

A vida é todo dia

Não faz tanto tempo. E já faz tanto tempo. Não parece que foi ontem. Mas passou mais rápido do que parecia.

As viagens para dançar no Rio, o café com mamão e iogurte daquele tempo que era todo dia. O almoço com caldinho quente de tomate, a sobremesa de gelatina.

Depois disso, com aqueles vinte quilos a menos, lá fui eu, que nasci rocha, ser pedra nesta vida. Sábado de sol, segunda-feira de esperança, lá fui eu. Para Minas Gerais, para o Ceará, para Alagoas e para a Bahia eu fui também.

O tempo passou sobre o tempo. Choveu em Ibiúna, clareou na Avenida Paulista. Teve Páscoa e feriado, teve Natal, teve cerveja gelada e teve frango com quiabo. Enfim, teve vida normal e real.

E, agora, a conta na balança indica que eu entrei no cheque especial! Sim! Vinte quilos foram embora, mas, com toda a sinceridade da balança mais honesta do mundo, eu reconheço. Cinco quilos voltaram!

Cinco! Cinco quilos a mais. Isso mesmo. Cinco. Existem os sete anões, os três porquinhos... e agora existe também uma mão cheia de motivos e razões. É preciso falar sobre isso com coragem. Um anos depois da batalha do Afina, Rocha, a notícia **é** essa: engordei cinco quilos

Por isso, vamos à luta. Hoje, amanhã e depois também. Mas para onde ir? Para quem correr? De que jeito correr? O tempo é para redescobrir, é assim que começa uma nova fase: outra vez Afina, Rocha, mas agora é Afina, Rocha Vida Real. Vida real. De frente. De perto. De todo dia.

Foi assim que eu anunciei nas redes sociais a companhia desses cinco quilos que voltaram para mim depois do regime. Assumir o problema foi uma ótima oportunidade para dividir o drama que muita gente vive depois de uma dieta tão restrita.

Quantas vezes ouvi as pessoas dizendo que o mais difícil era manter o peso? Quantas vezes escrevi isso aqui? Pois então, chegou minha hora de encarar mais esse desafio. De alguma forma ele viria.

Quando um regime bem-sucedido termina, é um tempo de comemorar. Mas é, também, uma época de se adaptar a uma nova rotina. E, inevitavelmente, surge um vazio no espaço de tantas regras, de tantos cálculos, de tantas calorias perdidas.

As pequenas e as grandes batalhas, do quindim ao filé à parmegiana, foram divididas com uma torcida imensa. Tudo foi motivo para falar, para escrever e para comentar, mesmo sem ninguém perguntar.

E mesmo assim, quando o regime acaba, o que fica é só o que foi feito. O que se construiu. Isso não é pouco. Duas dezenas de quilos derretidos, detonados, destruídos, aniquilados. Nada supera o aconchego de um regime. É um lugar quentinho para estar. Um lugar de acolhimento. E, inevitavelmente, isso tudo acaba quando o regime termina.

Na comemoração de um ano da longa Quaresma de sessenta e cinco dias do projeto Afina, Rocha, a situação era esta: eu tinha capacidade de tomar as rédeas, de novamente assumir um caminho de mudança. Tinha informação, tinha vontade e tinha condição de fazer tudo isso. Mas não fazia nada.

Não parecia, mas era um filme repetido. Outra vez eu estava perdido. Queria ter a liberdade de viver magro e sem regime e comendo de tudo. Sem regra e sem culpa. Vida real! Finalmente a vida real! Tem festa? Vamos! Churrasco? Claro! Hoje é sábado e amanhã também. Em qualquer dia da semana.

Meus mantras mudaram. Eu já tinha visto esse drama e não percebia que estava andando em círculos. O corpo mudou, mas o cérebro não tinha emagrecido. A famosa cabeça de gordo estava perigosamente pensando por mim, tomando as rédeas.

A balança foi para o armário, a culpa evaporou, a regra sumiu do mapa. Um brinde à vida magra — mas com pãozinho quentinho toda manhã porque ninguém é de ferro.

Nesse período de um ano, me aproximei da vida que levava antes do Afina, Rocha. Era uma armadilha. Os nutrichatos tinham razão: o corpo se esforça para voltar ao normal. Manter o peso realmente é tarefa para os fortes.

Eu tinha um controle bem superficial da atividade física diária por causa de um aplicativo que indicava os passos e os gastos calóricos. A média de dez mil passos por dia foi mantida, e, pelo menos na teoria, eu tinha comigo um ótimo argumento contra o sedentarismo. Ninguém podia dizer que eu era sedentário. Ótimo. Velhas desculpas, velhas chaves que não abrem portas novas. Cerveja só no fim de semana (mas o fim de semana começava na quinta à noite). Foi assim e por causa disso que cinco quilos voltaram para me visitar.

Pode parecer pouca coisa, mas não é. Divididos por cada dia do ano, são exatamente 13,8 gramas adquiridos a cada vinte e quatro horas. É pouco? Não pega nada? Não pesa nada? É preocupante. No ano seguinte a conta aumenta em outra proporção, e os vinte quilos que se foram podem voltar quadruplicados.

A solução então seria outro regime? A chance de dar errado era imensa. Eu não tinha mais o entusiasmo da novidade. A força da retomada. Precisava de um estímulo inédito. Precisava reprogramar minha relação com a comida.

Começar tudo de novo na clínica Ravenna? A chance de dar errado também era grande. Eu falava tanto de vida real nessa época que foi muito natural ouvir uma sugestão da minha diretora, Patrícia Carvalho, para uma nova série no programa: "Por que você não descobre um regime da vida real? Existem tantos hoje em dia, tem tanta gente procurando o que fazer depois de ter feito de tudo. Deve ter nesse universo um regime sob medida para você. Que tal tentar?"

Um regime que não proíbe nada com certeza não existe, caso contrário não teria esse nome: regime, dieta. Mas, já que tanta gente fala da famosa dificuldade que surge depois do esforço da dieta, resolvi pesquisar o tema mais uma vez com a autoridade de um legítimo representante dos ex-gordinhos perdidos nesse mar de informações e desses quilos e quilos ameaçando retornar.

A primeira constatação é que existe uma acomodação natural do organismo para entender o tsunami metabólico do processo radical de emagrecimento. Cinco quilos em um ano podem fazer parte dessa acomodação. Pode ser natural. Pode ser que eu descubra que esse é naturalmente o meu peso e tudo bem.

Preciso fazer as pazes com esse peso. Absorver. Mas para isso chega uma hora que a balança tem que ganhar estabilidade. E qual era a garantia da minha estabilidade?

O peso real tem que acontecer na vida real sem regime e sem restrições, mas com consciência, com entendimento e um comportamento que segue adiante pela vida toda. Será que tem jeito? Isso existe?

Mais uma vez no estilo regime/reportagem, fui responder essa pergunta na prática. Existem centenas de possibilidades exóticas e quase absurdas. Tem o regime da Lua, o regime da couve-flor, do homem das cavernas, o regime mediterrâneo, o jejum intermitente, o jejum da sopa do Fittipaldi etc.

Entre centenas de possibilidades, fizemos uma seleção do que seria possível seguir dentro das minhas limitações e da minha realidade. A cada duas semanas eu provaria um novo regime, e, no final, iria tirar minhas próprias conclusões. Além de, é claro, conferir meu próprio peso.

Trato feito, produção definida e lá fui eu para mais um desafio, dessa vez com cinco quilos a mais na balança. A lista ficou definida nesta ordem:

REGIME DO ÍNDICE GLICÊMICO

O alicerce desse regime tem um ponto de partida simples, objetivo e absolutamente verdadeiro. Alimentos com baixo índice glicêmico podem fazer a fome demorar para aparecer; os que têm o índice mais alto fazem o contrário.

Esse índice é a velocidade em que o carboidrato é digerido e transformado em açúcar no sangue. É a gasolina, a energia que nosso corpo precisa consumir.

Essa gasolina é levada para dentro das células por um hormônio chamado insulina, que também controla o nível de açúcar no nosso sangue. O consumo de alimentos com alto índice glicêmico, ou seja, com mais carboidrato, que, consequentemente, vira açúcar, acaba sobrecarregando o pâncreas, o fígado, aumenta o risco de diabetes e, perigosamente, também aumenta o peso.

Então, se, de uma forma geral, os carboidratos têm o índice lá em cima, as proteínas têm o índice lá embaixo. Simples assim?

Carboidrato e proteína são palavras que fazem parte da nossa rotina alimentar, mas não é todo mundo que sabe instantaneamente definir o que é um e o que é o outro. Descobrimos isso quando fomos conhecendo melhor o perfil do nosso público.

Já fizemos alguns programas bem didáticos para explicar que carboidrato vem da terra. Pode ser fruta, pode ser grão que vira massa e vira farinha. As proteínas são de origem animal. A carne de porco, de boi, de peixe, e também os derivados, o queijo, o leite, os ovos. O segredo do regime do índice glicêmico é combinar diariamente os alimentos que sobem e descem esse índice, e tudo isso pode acontecer no mesmo prato.

O macarrão — que é carboidrato — com molho à bolonhesa, de carne — que é proteína. Ou até mesmo o sanduíche; pão é carboidrato e queijo é proteína.

Durante duas semanas meu mundo foi dividido e medido entre proteína e carboidrato de manhã, de tarde e de noite. Foi muito interessante para desenvolver uma percepção da rotina alimentar. Treinar o cérebro para fazer rapidamente essa avaliação em todas as refeições é uma grande conquista.

Mas esse regime não combinou comigo, porque tem regras pouco, ou nada, maleáveis, principalmente nos finais de semana. Lembra da vida real? Então, ela acontece demais da conta nas noites de sexta e nas tardes de sábado. E as regras do regime continuavam a existir todos os dias.

Mesmo assim, guardo comigo para sempre esse sutil conhecimento de combinações. Por exemplo, entre a melancia e a laranja, qual tem o maior índice glicêmico? Qual é mais doce e mais suave? E qual parece ter mais fibra, mais consistência? Claro que é a laranja, não é? Ela tem muito mais potencial de saciedade do que a melancia. Portanto a laranja, mesmo sendo um carboidrato, tem um baixo índice glicêmico.

Mas e o suco natural da laranja comparado a um abacaxi? Ganha o abacaxi, pelo conjunto da obra. Fibras, consistência e, consequentemente, mais saciedade.

Uma lição importante: qualquer suco, por mais bonitinho que seja, tem o índice glicêmico mais alto do que a fruta inteira.

A lição foi devidamente dividida com os telespectadores. O regime do índice glicêmico, naturalmente, pelo próprio nome, não pode ser um regime para a vida toda, para a vida real.

A próxima parada foi literalmente para parar tudo. Prestar atenção. Fechar os olhos.

DIETA DA HIPNOSE

Dessa experiência o que fica é a força do pensamento. Claro que não é só mentalizar o número que a gente quer ver na balança todos os dias. É como dizia um antigo comercial de pneu: potência não é nada sem controle. E vice-versa.

Um raio durante uma tempestade tem força para queimar uma floresta. Faz barulho, assusta, pode até matar. Mas essa energia não é trabalhada, por isso não consegue acender uma lanterna. Nem uma lâmpada sequer.

Essa atitude da energia positiva também tem uma aura interessante de mistério. Eu lembro que, antes da primeira sessão, a terapeuta Inês Marcel colocou um pêndulo parado na frente dos meus olhos e me pediu:

— Faça ele se movimentar. Escolha um lado para ele girar. Só pense no sentido. Não fale, pense. Horário? Anti-horário?

Nenhum dos dois, eu pensei. Movimento pendular. Primeiro para a esquerda. Não falei. Pensei e o pêndulo se movimentou

— Muito bem! — ela disse. — Quando quiser mudar, fique à vontade.

Movimento horário, pensei de novo. O pêndulo desacelerou, parou e mudou o movimento. Eu vi ou fiz tudo isso acontecer? Não entendo como, mas também não acho que seja um grande problema não entender.

A terapia da hipnose é um complemento do processo de emagrecimento. Ela só pode ser feita se o paciente também estiver fazendo regime e sendo acompanhado por um nutricionista.

O que eu levo dela é a percepção de que sou capaz. Eu movi o pêndulo, eu posso mover o pensamento. As sessões são bem próximas de uma terapia convencional. Existe uma investigação interessante sobre os gatilhos pessoais que acionam a compulsão alimentar, aquele ato de comer sem pensar, de não comer igual a um ser humano.

Quantas vezes a gente fala ou ouve dizer:

— Come tudo para não desperdiçar.

Ou então assim:

— Se não comer, vai ter que jogar fora.

Nessa hora ninguém se lembra de que a comida que ia para o lixo acaba indo mesmo é para dentro da gente. Quem é o lixo, então? Vou guardar essas frases na gaveta das boas memórias.

Toda vez que subir na balança, também vou sempre repetir e enxergar mentalmente o peso que meu cérebro precisa entender que eu tenho. Cinco quilos a menos. Meu número mantra de todas as manhãs.

É como aquele método de aprender inglês dormindo; funciona maravilhosamente, desde que o aluno estude bastante quando acordar.

DIETA DOS PONTOS

"Na porta de entrada do Estúdio 1 da TV Globo, em São Paulo, fica um cabide com os jalecos que os médicos convidados vão usar durante o programa. Os consultores usam um modelo com o nome bordado. Em ordem alfabética o nome do Dr. Alfredo Halpern, desde o primeiro programa, sempre esteve na ponta da frente, perto da porta e bem perto de quem entra no estúdio.

Várias vezes passei com ele por aqui. Poucas pessoas tinham tanto orgulho de usar esse uniforme.

No programa de hoje tudo continuava do mesmo jeito de sempre com o nome dele em primeiro lugar. Mas já faz uma semana que esse mundo perdeu uma pessoa como ele. Me lembrei disso ontem, quarta-feira, quando o Palmeiras foi campeão. Quarta-feira era o dia dele no programa.

Para a gente era como se toda semana tivesse uma luz de feriado e felicidade nas manhãs de quarta. Acho que para ele também.

Eu adoraria comentar com ele no café com pão de queijo de sempre as labaredas políticas do planalto central, os filmes da semana, os livros do mês, o regime da moda e as coisas da vida inteira.

Ninguém vai usar esse seu jaleco, Dr. Alfredo. Mas tomara que ele fique no cabide por muito tempo. Homenagem silenciosa e alfabética. Quem olhar direito vai reparar o nome bordado no tecido branco, as vogais e as consoantes de uma grande história."

Essa homenagem a uma das pessoas mais geniais que eu conheci na vida é para explicar as razões emocionais do próximo regime. A dieta do pontos. A mais emotiva das dietas e a única que tem a saudade na fórmula. Por isso, antes de tudo e de qualquer soma dos pontos, quero confessar que "devo, não nego, e pago, como, e quando, puder".

O Dr. Bruno Halpern me recebeu no mesmo consultório que foi de seu pai. Na mesma mesa que eu já conhecia de antigas e memoráveis conversas com meu amigo, Dr. Alfredo, e com a mesma atenção, me explicou detalhadamente o método que faz sucesso há tantos anos.

Depois da consulta e de conferir as medidas e o peso atual, concluiu que os pontos que eu teria para gastar seriam 450 a cada dia. Na teoria, o equivalente a 1.600 calorias, apenas o dobro do que eu tinha na dieta Ravenna.

Ou seja, era o dobro do que era muito pouco e continuou sendo pouco. A diferença é que todos os alimentos são permitidos. Todos. Mas cada um tem sua pontuação. E, se tem uma coisa que todo mundo sabe, desde sempre, é o que engorda e o que não engorda. Por isso, água, ar e alface, estrategicamente, não somam pontos nessa lista.

Por outro lado, cerveja e costelinha mineira... não precisa nem falar, nem somar, porque a conta é alta. Mesmo assim, passei a anotar tudo que comia durante todo o dia. Um exercício inédito de clareza e percepção. Café da manhã, lanche da manhã, almoço, lanche da tarde e jantar.

Com meus 450 pontos por dia, entrei pesado no cheque especial, nos juros do cartão de crédito, na dívida ativa do FMI. Eu sei, sou um inadimplente da dieta dos pontos. Mas nunca prestei tanta atenção no que comia.

Fazendo a combinação do índice glicêmico, e percebendo o que me dava mais ou menos saciedade, adquiri esse novo hábito. Além do peso de todas as manhãs, no bloco de anotações do celular eu passei a anotar tudo que comia durante o dia — com toda a honestidade do mundo. Uma das regras de ouro de qualquer regime é ser sincero com você mesmo.

Para ficar claro como era eclética a minha sinceridade, reproduzo, aleatoriamente, um dia qualquer desse meu duradouro diário alimentar.

Quarta-feira, 17 de maio de 2016

Acordei pesando 97,6 kg.

05h15 — café da manhã — 3 fatias de manga com iogurte natural;

9h19 — lanche da manhã — salada de fruta com iogurte e 1 pão de queijo;

13h17 — almoço — 570 gramas: 2 colheres de arroz à grega, 1 colher de feijão, salada de batata-doce, brócolis, beterraba, tomate, 2 canelones de carne moída e 1 Coca Light;

14h11 — treino de corrida na USP — 1,2 km, tiro rápido + 2 barras de cereais, 2 águas com gás;

15h00 — treino de tênis e volta para casa de bike — 40 km de percurso;

17h00 — lanche da tarde — omelete com 2 ovos, 2 tomates, 3 fatias de queijo curado de Minas, 4 bisnaguinhas com maionese e queijo e Coca Light;

22h00 — jantar — sanduíche americano com o Rafael (que estava internado no hospital com pneumonia);

22h30 — 1 pera.

No dia seguinte, começou tudo de novo — quinta-feira, dia 18 de maio, às 05h15 da manhã, estava pesando 98,2 kg. Assim é mais simples perceber a dança dos números frios da balança. Ela sempre vai ser sincera — a não ser que ela esteja sem pilha.

Me pesar todo os dias é um hábito que tenho até hoje. Sempre, às cinco e quinze da manhã, que é o horário em que acordo — mesmo estando de férias.

Esse diário de números e comidas durante a dieta dos pontos sobreviveu a alguns acontecimentos inesperados. Como eu disse, meu filho, Rafa, foi internado com pneumonia. Fugi da comida de hospital com outras calorias. Além disso, fui a uma estreia de teatro e fiquei sabendo que a Regina Duarte é fã do programa *Bem Estar*! Então, dá-lhe salgadinho e vinho! Dá-lhe finger food no coquetel depois da estreia!

Na cartilha do Dr. Alfredo, o que a gente come com as mãos engorda mais do que o que a gente come com os talheres. Na cartilha Ravenna, cinco salgadinhos são equivalentes a uma refeição. Na minha cartilha de regras pessoais, vinhos, coquetéis e cervejas não existem durante a semana. Mas regras existem para serem quebradas, e foi uma orgia de calorias.

E o Rafa ficou bom! Tão bom que, quando ele saiu do hospital, pediu para almoçar um filé com fritas, e eu fiquei tão feliz que pedi uma cerveja gelada. Em plena tarde de quarta-feira. Na verdade, foram duas cervejas.

Esses e outros pecados seguem minuciosamente anotados no meu diário de notas no celular. E sempre lembro de outra frase clássica do Dr. Alfredo: "O que mais engorda neste mundo é a culpa". E nem o padre resolve. Só a balança pode dar o perdão.

Na média geral, meu esforço na dieta dos pontos fez diferença. Eu estava adquirindo disciplina com liberdade. Exatamente como na música do Renato Russo, "disciplina é liberdade". E, para completar a disciplina, reconheço que também faltava colocar musculação nessa rotina, mesmo com toda a minha resistência a ela.

Tem uma explicação numérica para isso. Potência e raiz quadrada, trigonometria e tabuada. Matemática para mim é tão chato quanto musculação. Mas tente ficar livre das contas, tente viver sem números e décimos, tente chegar até o fim do mês sem multiplicar ou sem dividir. Agora, aproveite e tente fazer isso com músculos fracos. Em algum momento a conta não fecha. Fica flácida.

Se nada acontecer de muito de errado, a gente vai viver bastante. Existe tecnologia para isso, existem remédios cada vez mais eficientes. Mas, se os músculos não estiverem firmes, a vida vai ficar longa e triste e principalmente sem tônus. É também a musculação que vai fazer aquela formidável mágica da queima calórica em repouso, da construção da massa magra.

Existem mil formas de fugir dela e mil e uma desculpas, mas sempre existe o caminho de volta. O meu retorno ao mundo dos ferros e dos pesos foi em uma conversa com o preparador físico Marcio Atalla:

— Não existe fuga da musculação, pode ter certeza disso.

Mais ou menos como a semana não existe sem a segunda-feira, a gente também não sobrevive sem matemática e sem musculação. Essa foi a porta de entrada para a mais lógica de todas as dietas do universo.

DIETA DO ESPORTE

O regime do suor. É para lá que eu vou! (De preferência correndo.)

Para onde vai a caloria que a gente queima? Para onde viaja tanta gordura que a gente derrete? Fico imaginando que existe em algum lugar de uma outra dimensão um enorme monstro que se alimenta dessas nossas medidas que deixam de existir.

Porém, quando a gente engorda, é exatamente esse monstro que manda de volta os quilos que a gente perdeu e acaba achando de novo. Por isso, é importante dizer "eu eliminei", não "eu perdi", porque quem perde acha (e quem acha vive se perdendo).

Na dieta do esporte, imaginar essa alegoria calórica faz muito bem. Qualquer esforço é bem-vindo. De novo, o índice glicêmico entra em cena, mas, aqui, o carboidrato é tão importante quanto a proteína.

A orientação foi do Professor Antonio Lancha Junior. Ele é uma referência importante na área de nutrição e atividade física e também é contra qualquer restrição alimentar sem um motivo convincente.

Durante um almoço no restaurante do Teatro Municipal de São Paulo, ele montou o que seria meu prato básico ideal: abóbora, batata-doce, muita salada, generosas porções de arroz e feijão e um simpático pedaço de carne que tinha todo o jeito de ser filé mignon.

Essa é a notícia boa do regime. A outra notícia é que eu ainda estava longe da conta que ele propôs para que eu queimasse gordura em forma de calorias.

Segundo o Professor Lancha, meu número mágico eram nove mil calorias por semana, e, dessa forma, os cinco ou mais quilos intrusos iriam embora. Para não voltar mais.

Para variar a rotina, montamos um cardápio de atividades físicas que não tinha moleza; estava evidente que a generosidade daquele almoço farto liberado por ele ia sair muito cara para torrar tantas calorias.

Eu poderia experimentar novas atividades. Isso seria interessante, até mesmo na dinâmica das reportagens. Primeiro tentei parkour na Zona Norte de São Paulo, aquele esporte de nome francês em que adolescentes pulam sobre obstáculos em forma de muros de concreto, às vezes dando cambalhotas absurdas. Percebi imediatamente que meu nível de aderência àquele esporte não seria significativo. Com todo o respeito, é um convite a quebrar ao mesmo tempo o queixo, uns dois ou três dentes da frente e, dependendo do muro, ainda dá para conseguir uma fratura dupla, uma em cada punho.

Procurei algo mais calmo: a escadaria da Avenida Sumaré, com cento e cinquenta e três degraus para subir e descer das formas mais dolorosas e inusitadas possíveis. Tipo carrinho de mão; uma pessoa sobe segurando as suas pernas, e você vai subindo usando os braços. Também dá para subir saltando dois ou três degraus... de cada vez. Dá para ir de lado, de costas. Só faltou subir de caixão... morto.

Também teve uma aventura de bike aceleradíssima na Estrada de Santos com uma Specialized Tarmac, a Ferrari de duas rodas que chegava a quase oitenta quilômetros por hora.

Eram atividades pontuais durante essa fase da vida real do projeto Afina, Rocha. Mesmo assim, o Professor Lancha calculava tudo e me informava:

— Ainda não é o bastante, Fernando. Você precisa fazer mais.

Ele me disse isso na pista de atletismo da USP, e foi logo mostrando o plano dos novos treinos, os que realmente funcionariam. Corrida intercalada e monitoramento cardíaco.

Primeiro corre, depois corre mais rápido, depois corre impossivelmente mais rápido e, quando o ritmo do coração alcançar a marca de cento e oitenta batimentos por minuto, continue correndo por cinco minutos. Depois pode andar até o ritmo chegar a cento e vinte e dois. A recomendação é fazer isso duas vezes por semana. Se der, e tiver disposição, pode fazer isso no sábado também.

Correr cinco minutos com cento e oitenta batimentos do coração por minuto é mais do que já seria considerado difícil. Parece que o coração vai sair pela boca. Não sem antes imaginar que a cabeça inteira vai explodir pelos ares.

Somar nove mil calorias queimadas por semana é muito mais difícil do que parece. Nunca na minha breve carreira de corredor eu tive vontade de diminuir o tempo da corrida, de ganhar mais velocidade. Só tive vontade de correr. Igual ao Forrest Gump.

O meu principal adversário sou eu. Minhas dores, meu tornozelo calcificado, meu joelho de tantos novembros. Não é o tempo. Minha vontade é chegar inteiro e chegar mais longe. E não tenho nenhuma pressa.

Quando fiz natação, achava muito chatos os exercícios de tiro. Aquela explosão para chegar do outro lado da piscina não é comigo. O treinador se chamava Barney. Lourinho, baixinho e invocado, tal qual o amigo do Fred Flintstone, mas gente finíssima. Ele gritava na borda da piscina:

— Atenção! Agora sem palmar, sem nadadeira, sem choradeira. Quatrocentos metros de nado livre. Prepara... Vai!

Eu não ia. Tentava negociar:

— Professor, com licença, eu troco os quatrocentos metros por oitocentos metros, mas deixa eu usar a nadadeira?

Antes de concordar, ele dizia que quando eu fosse competir não seria tão veloz.

— Mas, Barney, quem disse que eu quero velocidade? Eu só quero chegar do outro lado.

Continuo querendo. Minha grande luta é chegar do outro lado.

E assim, me esforçando nos treinos, suando e fazendo as contas na ponta do lápis de um domingo ao outro, somei menos de oito mil calorias perdidas.

Fiz tudo o que sabia e fiz tudo o que podia e não consegui alcançar e derreter as nove mil calorias. Mas entendi melhor sobre limites do meu corpo.

Comecei o grande passo para a maior mudança de todas: descobrir a minha medida do possível. Com liberdade, mas também com planejamento e, principalmente, com vigilância.

Bem no meio dessa batalha de regimes, surge um fato novo — social e cultural —, uma mudança que tinha potencial de nitroglicerina pura para ajudar ou para atrapalhar. Os finais de semana dos botecos e restaurantes de São Paulo foram trocados por uma casa em Ibiúna, cidade a oitenta quilômetros da capital. Lugar perfeito para slow foods mais naturais, mais verdes e mais harmônicos, mais longos e, como sempre, mais etílicos.

Um condomínio fechado na beira de uma represa linda chamada Itupararanga. Qualidade de vida, corridas de dez quilômetros, bicicleta, futebol, remadas de stand up paddle e, principalmente, tênis.

Eu estava pronto para colocar na ponta de lança a minha rotina de todo dia de atividade física como modo de vida, como o grande motor da mudança. Foi uma descoberta maravilhosa, mas que também tinha o lado perverso. A casa de Ibiúna vivia cheia de convidados que, na maioria das vezes, estavam mais interessados em curtir um churrasco do que em correr dez quilômetros. Preferiam tomar cerveja a jogar tênis às cinco da tarde e, à noite, concordavam que a melhor pedida era um vinho na frente da lareira.

Foi um dos períodos mais felizes da nossa vida. Recebemos por lá pessoas das mais diferentes áreas profissionais, amigos novos e antigos. Algumas festas memoráveis, carnavais, finais de ano, Páscoas, feriados e sábados de sol. Centenas de conversas de profundezas oceânicas e resoluções que talvez fiquem para as próximas encarnações.

Mesmo assim, eu tinha uma enorme disciplina para acordar cedo e jogar tênis com o Professor Sumo, um dos maiores mestres do tênis de São Paulo. Mais de trinta anos de experiência. Fazia aulas comigo com a paciência de um professor de jardim de infância. Eu era um analfabeto em todas as regras, posicionamentos e estilos desse esporte tão nobre, tão cheio de requinte e, mesmo assim, tão próximo do que é a nossa existência.

Descobri em Ibiúna, nas manhãs de sábado e domingo, de forma prática e, quase sempre, de ressaca, a frase famosa de Andre Agassi em sua autobiografia:

"O tênis usa a linguagem da vida. Vantagem, serviço, falta, tempo, amor, os elementos básicos do tênis são aqueles de uma existência diária, porque cada partida é uma vida em miniatura."

Ainda falta um universo inteiro para ser descoberto. Tive o auxílio luxuoso de pessoas simples, mas que encaram o tênis como se fossem lordes ingleses jogando em Wimbledon: os Djoko Boys — André, Vini e Júnior — e o maestro Sumo.

Eles torcem por mim a cada bola que atravessa a rede. Riem das piadas que conto. Comemoram pontos improváveis e, se velhas chaves não abrem portas novas, foram eles que abriram com chaves novas as portas da quadra em que entrei, encantado e querendo ficar para sempre.

Gosto tanto de todos eles que aprendi, antes de tudo, que jogar é só uma consequência. O tênis é maior. Isso eles já me ensinaram. Gratidão por vocês, meus amigos.

Além do tênis em Ibiúna, durante a semana, adotei radicalmente a bicicleta como meio de transporte. Em média são trinta e cinco quilômetros de pedal todos os dias. Aproveitando a trajetória de 90% da ciclovia que existe entre a região da Avenida Paulista e Vila Mariana até a Avenida Chucri Zaidan, em frente à TV Globo.

É um convite de qualidade de vida para ajudar a aliviar o trânsito caótico de nossa cidade, que tem oito milhões de automóveis. Ciclovia e bicicleta não podem ser apenas assuntos políticos. São questões importantíssimas de mobilidade urbana. Mais cedo ou mais tarde, essas duas rodas com pedal vão salvar o planeta.

"Simples assim..."

Capítulo Nove

E aí, como é que fica?

É bem provável que nos próximos cinco anos você seja alguém bem parecido com o que é hoje. A não ser por dois detalhes: os livros que você leu e as pessoas com as quais conviveu. Eu acredito tanto nisso que até colocaria um tempo maior nesse prazo.

Acabei de completar cinquenta e um anos de idade e me acho muito melhor agora do que era na década passada. Nem preciso citar os livros que li, porque foram as pessoas que conheci nesse período que realmente me ajudaram a ser melhor.

E, sendo melhor, eu consegui contribuir para que milhares de telespectadores tivessem acesso a informação útil sobre saúde. Já percorremos o corpo humano como quem dá várias voltas ao redor do mundo. Esse, aliás, é o meu mundo. E eu me tornei dentro dele um mensageiro, um contador de histórias, um bailarino, um corredor, um ciclista, um tenista. É quase impossível deixar de ser a mesma pessoa na televisão e na vida real.

Mais de três anos depois do desafio de emagrecer ao vivo, em rede nacional, sigo respondendo às mesmas perguntas de sempre com relação ao regime, à manutenção do peso, à prática de atividade física e, principalmente, à dança. "Você não sabe dançar mesmo ou é tipo?", "Você volta a pé para casa?", "Você anda de trem e de metrô em São Paulo?", "Você continua fazendo regime?".

Eu gostaria de estar mais magro, de estar com mais ritmo para dançar e mais músculos para correr. Mas o que eu consegui me serve demais. Encontrei uma medida possível para manter o peso equilibrado. Muitas regras de antes foram adaptadas. Me convenci de que jamais vou ser um magrinho, mas nem por isso preciso ser quase um gordinho. A medida é muito pessoal e está relacionada com minha disciplina durante a semana: durmo e acordo cedo, meu café da manhã não tem nenhum tipo de farinha — é só um iogurte com frutas, café preto e um queijinho mineiro para dar alegria.

E agora tenho toda a liberdade para dizer que não faço regime nem dieta.

Mas também digo com tranquilidade que não existe vida sem controle nem planejamento. E infelizmente, quanto mais o tempo passa, mais fica difícil administrar nossos hormônios insistentes. Sigo cada vez mais consciente da conta que um dia chega.

E também é inevitável perceber que o fiel da balança passa sempre por dois itens que valem ouro nesta vida. Seja em São Paulo, Belo Horizonte, Recife, Martinho Campos ou Elói Mendes: o fim de semana e a prática esportiva. Meus dias são mais calmos. Faço menos refeições por dia — sem cerveja nem vinho, nem saídas nem jantares durante a semana — e me preocupo em variar tanto o cardápio quanto as atividades físicas.

Recentemente descobri uma pesquisa americana mostrando o segredo dos grandes perdedores daqueles famosos reality shows em que os campeões perdem mais de cem quilos. Seis anos depois do fim dos programas, dezenas de participantes foram entrevistados novamente. A maioria deles recuperou boa parte do que havia perdido. Continuam perigosamente obesos. Apenas alguns — a minoria absoluta — conseguiram manter a vida saudável, sem ganhar os quilos de volta e sem fazer dieta o tempo inteiro. Sabe qual o segredo deles, além da óbvia atenção permanente na alimentação? Nove horas de atividade física por semana.

Nove horas de atividade física por semana. Esse virou o meu mantra. A minha divisão dessas horas tem variações de acordo com as circunstâncias, mas, basicamente, é assim: segunda-feira: uma hora e meia de bike para ir e voltar da TV; terça-feira: uma hora e meia de bike; quarta-feira: caminhada até o metrô + 35 degraus do metrô até o trem da CPTM + caminhada até a TV na ida. E tudo novamente na volta (ou parte do caminho de volta para casa a pé); quinta-feira: bike para a TV — uma hora e meia; sexta-feira: dez quilômetros de corrida — uma hora de atividade; sábado: duas horas de tênis, uma hora de treino e outra de jogo; domingo: duas horas de tênis, o mesmo esquema de sábado.

É uma média que chega perto das dez horas por semana. É claro que nem sempre dá certo. Às vezes o cansaço é maior. Às vezes chove, às vezes faz sol de mais. Não é uma forma vigorosa de emagrecimento do ponto de vista calórico. Mas é certamente um jeito que encontrei de manter os ponteiros da balança estáveis. Eu fiz as pazes com meu peso. Perdi vinte quilos. Já se passaram mais de três anos e somente cinco deles voltaram. Me parece uma média boa. A famosa medida do possível. Não quero dar vida mansa para eles. Se querem mesmo permanecer por aqui, precisam saber que sou um guerreiro.

Para seguir em frente com disciplina, preciso acreditar que um dia eles vão ser eliminados e tenho minha história de vida e movimento como munição para confiar nisso.

Com cinco quilos a mais ou a menos, a vida é todo dia. O grande desafio é fazer desse mosaico de regras tão rígidas algo mais próximo da minha vida. O que move o mundo? O amor e as ideias, não é?

Me faltava juntar mais uma vez a equação da paixão que tenho pelo que faço com ideias novas para arejar os dias, as semanas e os meses. Para ser mais feliz. Seguir minha regra de ser mais alegre do que triste. Você triste, Fernando? Sim, uma tristeza esquisita e que tinha nome e diagnóstico. Mas só percebi e entendi isso alguns meses mais tarde.

Por isso, é impossível contar essa trajetória de quase uma década e não lembrar de um episódio que, ao contrário dos outros que contei aqui, terminou sem aplauso, sem sentido e sem um entendimento claro do que aconteceu.

Da mesma forma que participei do Caminho do Sol me misturando a um grupo de peregrinos para contar a história deles do ponto de vista de quem andou cada metro da estrada de quase trezentos quilômetros, tive o mesmo entusiasmo para participar durante quatro meses de um exaustivo processo que selecionou pessoas com algum episódio de depressão para dançar e espantar seus males depressivos.

Era junho, e nossa equipe estava em Campina Grande, na Paraíba para celebrar ao vivo um casamento coletivo de cento e vinte casais no forró de São João, considerado o maior do mundo. No almoço, provando uma carninha de bode guisado com minha diretora, Patrícia Carvalho, e com a produtora executiva, Karina Dorigo, fiz a proposta de mergulhar fundo nesse novo projeto de dança como remédio de fato para curar a depressão. Lá mesmo, na Paraíba, acertamos o nome da série: "Quem Dança Seus Males Espanta".

Eu tinha meus próprios males para espantar, tinha muitas histórias para contar, gente para conhecer e vontade de acertar. Pronto. A sensação era a de ter, naquele instante, encontrado a chave para salvar o mundo. Chave nova para abrir portas novas. Mesmo que eu contasse apenas com a coragem (e nenhuma técnica) para participar do espetáculo, nada disso me pareceu um problema.

Entre mais de mil candidatos inscritos, foram aprovadas quarenta pessoas com diferentes níveis de experiência na dança e o mesmo ponto em comum: a depressão. O objetivo era montar um espetáculo que contasse uma história de superação por meio do movimento. Quase doze milhões de pessoas no Brasil sofrem com esse problema silencioso e, ainda, repleto de preconceito, tanto no diagnóstico quanto nos sintomas e no próprio tratamento, seja ele medicamentoso ou não.

Nossa equipe produziria conteúdo para três reportagens semanais. Ou seja, praticamente todos os ensaios seriam filmados. Mais uma vez eu estaria ali fazendo parte de um grupo para contar a história deles, me misturando com aquela nova rotina e também dançando com eles. Ou pelo menos tentando.

Não era um espetáculo profissional. Ao contrário, era para mostrar a amplitude da dança. Um conceito teoricamente fantástico. Lindo de ver e maravilhoso de participar. Fui aceito pelo coreógrafo e dono da escola, que coordenou o projeto sem fazer comigo o teste que todos ali fizeram. Com toda a sinceridade, acho que, se tivesse feito o teste, eu não passaria. Mas, como repórter que gosta de desafios, achei que essa questão não faria diferença. Mas fez.

E não foi só pela dança, pela falta de coordenação motora, por confundir a esquerda e a direita, o para a frente e o para trás. O que me derrubou foi o conjunto da obra.

Sempre que fazíamos algum programa para explicar a dificuldade de diagnosticar a depressão, eu cada vez mais me identificava com a maioria dos sintomas: insônia, alteração de humor, ansiedade, desânimo...

Então pensei: se a doença é multifatorial, se eu tenho alguns desses sintomas, muito provavelmente eu tenho alguma forma de depressão.

Na visão da minha psicanalista, o mundo tem razões e sílabas de sobra para diagnosticar qualquer melancolia, qualquer fossa, qualquer dor de cotovelo. Eu podia escolher entre milhares de possibilidades; TDAH, DDA ou mesmo o TDM, transtorno depressivo maior.

Ela me mostrava um livro/guia com umas quinhentas páginas e dizia: "Escolhe uma sigla e pode ficar tranquilo, pelo menos um sintoma da doença que você escolher com certeza você vai ter". Simples assim. Eu entendia, mas só entender não me resolvia.

Eu seguia inquieto, querendo novidades no meu dia a dia, justamente para espalhar esses dramas que pareciam inevitáveis. Queria agenda positiva. Queria produzir material novo para o programa. Fantasmas da rotina de acordar todo dia muito cedo, de ter regras de saúde, de ter a obrigação social de não transgredir essas regras, de afirmar que o banho ideal tem que ter cinco minutos, que é preciso usar um sabonete líquido para limpar as pálpebras e outro sabonete para o resto do corpo, que o prato das refeições tem que ter alimentos coloridos, que o filtro solar tem que ser usado inclusive nos dias nublados e sempre antes do repelente (ou será que é depois?), que refrigerante provoca osteoporose, gordura de picanha entope as artérias, açúcar causa AVC, sorvete tem gordura hidrogenada. Chocolate branco não é chocolate, cachaça mineira endurece o fígado. Cerveja engorda. E o tira-gosto da comida de boteco engorda muito mais e ainda causa câncer. Tudo neste mundo causa câncer, engorda e mata. Aliás, o que mais mata neste mundo é a vida.

Todos os dias eu visto um personagem feliz para falar dessas regras como se fossem fotos lindas de felicidade nas redes sociais. Todo mundo é lindo e saudável no Instagram. Ninguém posta uma foto dizendo que pegou herpes ou HPV. Ninguém conta no Facebook que não usou camisinha e pegou gonorreia ou sífilis. Muito menos conta que a pílula do dia seguinte é uma bomba para o organismo. Imagina. Isso não existe nas redes sociais. Ninguém é honesto o suficiente para dizer a verdade que existe além das paisagens de cartão-postal.

E quase todos os dias eu penso que a vida podia ser mais real, ter mais realidade.

Menos regime e mais entendimento com bolacha recheada. Todo mundo deveria ganhar uma vez na vida um pacote de Negresco e comer do jeito que quiser, deveria ser lei. E o mundo deveria ter menos culpa com tudo que tem tempero ou açúcar. Que tem sal e sódio. Menos culpa com pastel de feira e caldo de cana. E até com o quindim, se for o caso. Com a empadinha, então...

Fernando Rocha 133

Foi o primeiro engano que eu só iria perceber quatro meses mais tarde, depois de vários sábados de sol e feriados iluminados em que deixei de ir para Ibiúna ou para qualquer outro lugar para ficar em São Paulo, em um estúdio de dança, tentando aprender e me dedicando ao que cada vez ficava mais impossível: dançar sem errar.

Eu queria falar e mostrar e contar que as pessoas estavam dançando e melhorando a vida, deixando a tristeza de lado, ganhando tônus para enfrentar a preguiça de sair de casa. Característica importante de quem é ou está depressivo. Queria muito acreditar que eu também estava melhorando.

Tudo era uma novidade para mim. O primeiro objetivo estava alcançado: eu era um integrante de um grupo de dança. Não era o apresentador, não era o cara da Globo. Eu era um participante. Eu estava no fluxo. Eu ajudava a fazer a roda girar. Ou pelo menos achava que fazia. Nos intervalos eu empunhava o microfone e fazia perguntas, mas nem assim me colocava fora do contexto.

Durante um ensaio, recebi a notícia da morte de um tio muito próximo em Belo Horizonte. Fiquei profundamente abalado, mas não existia clima para dizer:

— Vou faltar em mais um ensaio. Meu tio Celio acabou de morrer. Eu gostava muito dele e queria ir ao enterro. — Eu não disse nada.

Ensaiei normalmente nesse dia, das quatro da tarde até quase onze da noite. Voltei para casa de bicicleta, na quase madrugada de São Paulo, chorando alto pelo tio querido.

No dia seguinte, começaria tudo de novo. Daria bom-dia, ao vivo, para milhões de telespectadores, aqui no Brasil e em mais cento e cinquenta países pela Globo Internacional. Faria o programa, participaria das reuniões de pauta e, no final da tarde, iria para o ensaio ouvir que minha perna esquerda não estava indo para o lado direito e que o giro estava errado e que o pulo estava fora de hora e que a palma que eu batia não existia. Mas eu resistia.

Tudo era também reportagem, e esse era um porto seguro. Ou quase.

Falar de dança em todas essas temporadas em sete anos do programa sempre foi falar de coisas felizes. De superação, de graça na falta de jeito... de leveza no desacerto. De compartilhar experiências que nem sempre eram limpas. Mas eram viscerais. Eram verdadeiras.

Com o passar das semanas, o elenco ganhou o reforço de bailarinos profissionais que conseguiam fazer em algumas horas os movimentos que a maioria não acertava em três meses. E tudo ficava mesmo mais bonito, mais limpo.

Eu achava que, mais cedo ou mais tarde, eu também conseguiria fazer tudo certo na medida do possível, e não via essa deficiência como impedimento. Era um jeito de estar no palco. Era uma experiência emocionante que, apesar de tanta tensão, me enchia de expectativa.

O grupo era diverso: altos, baixos, magros, gordinhos, jovens, adultos formando uma mistura agradável de se ver. Além dos bailarinos profissionais e da equipe de ensaiadores, existia uma mescla de estilos e experiências entre nós.

Muita gente já tinha familiaridade com a dança. Gente que tinha feito balé, dança afro, dança do ventre, dança de salão, capoeira... e também tinha gente que nunca tinha feito nada. Essa era a minha turma. Esse pessoal que nunca tinha feito nada ficava cada vez mais no fundo e cada vez mais aumentava a exigência de uma limpeza de movimentos. Sei que é uma expressão comum no mundo dos espetáculos: limpar. Limpar de novo. Limpar outra vez.

Um constrangimento para mim, que tive que seguir um cronograma de atividades fora de São Paulo: fiz duas edições do *Bem Estar Global*, uma em Manaus, outra em Joinville. As faltas, portanto, eram justificáveis. Era desconfortável minha condição, mas era necessária.

Como fui ator, tenho registro profissional, tinha condições, inclusive legais, para estar em cena. O diretor pediu que eu fizesse o papel de... repórter! Mas como assim? Eu sou repórter na vida real. Achei que podia interpretar algum texto mais consistente. Um drama mais carregado de algum sentimento que não fosse parte da minha rotina há tantos anos. Alguma coisa diferente da narrativa de uma tragédia. Por mais teatral que fosse, eu já tinha feito aquilo de verdade algumas vezes. Mas no palco seria diferente. Era para fazer daquela narrativa algo histriônico, meio anos 1950, meio repórter Esso, "testemunha ocular da História".

Quando recebi essa orientação, minha cabeça voou longe. E em um piscar de olhos voltei para o século passado. Eu era um menino com vinte e poucos anos de idade que se casou cedo com uma atriz colega de palco e também cedo aprendeu a se virar para dar conta da vida, que não era, nem nunca foi, leve.

Além de ator de teatro, virei ator de comerciais de TV e de rádio. Fazia uma peça atrás da outra, um comercial atrás do outro, seguia no "modo sobrevivência". Eram tempos quase pré-históricos.

Dá para imaginar como era a vida incluindo no orçamento apertado o aluguel de uma linha de telefone? E os prefixos variavam de preço. Tipo assim, o 333 era mais barato que o 326, que era mais caro que o 441. E, se não existia internet, nem celular, muito menos pagamento on-line... Eu pegava dois ônibus no dia 20 de todo mês para acertar o aluguel em um escritório na região da Pampulha, que até hoje é sinônimo de lugar longe para quem mora em Belo Horizonte.

Durante a faculdade de jornalismo, acabei sendo aprovado em um teste para um programa na antiga TV Minas, uma televisão pública que retransmitia a programação da TV Cultura de São Paulo e da TV Educativa do Rio de Janeiro. Fui aprovado como apresentador, mas justamente porque eu era um ator.

Era um programa semanal sobre o universo adolescente que ficou cinco anos no ar. Nesse período eu também trabalhei em uma rádio, fui ganhando experiência como locutor, fui me afastando do teatro, meio que sem perceber, em troca de uma estabilidade maior. Ia ser pai do meu primeiro filho, Pedro, e ainda não tinha completado vinte e cinco anos. A vida era apertada. Eu continuava fazendo comerciais. De loja de tênis, de supermercado, de ótica, de shopping center...

Até que um diretor de TV, que também era diretor de teatro, me falou durante a gravação de um comercial que o jornalismo estava me transformando em um ator canastrão, muito impostado, caricato e pouco natural.

Eu já não era grandes coisas fazendo tudo certinho e sem interferências do rádio e da TV. Agora, então...

Cada vez mais, fui me afastando do teatro. Já não tinha disponibilidade para os ensaios, temporadas e viagens. Virei radialista, depois jornalista e nunca, nunca mais, deixei de ser canastrão. Por isso a surpresa com o papel que acabava de ganhar depois de quase trinta anos de distância dos palcos. Se nada é por acaso neste mundo, eu estava de volta ao teatro justamente para carregar nas tintas que tinham me afastado da profissão.

"Que seja doce"; foi um breve desejo.

Minha falta de graça com a orientação nem durou muito. Decorei o texto. Fiz o que tinha que ser feito. A dramaturgia era um pequeno oásis no meio do deserto das marcações infinitas. O tornozelo doía, o joelho doía. O chão era perigosamente duro. Chegou uma época em que tudo de alguma forma doía.

Era sábado. As ensaiadoras estavam mais atentas que o normal. Anotavam pontualmente problemas que apareciam. Mas com um ar de preocupação diferente de outros dias. Uma delas me perguntou, muito educada, em qual parte da coreografia eu tinha mais dificuldade.

— Em todas — respondi. Mas era uma brincadeira. Eu estava no meio da tarde de um sábado, enfrentando um calor senegalês, tentando exatamente acertar o que não sabia. Era o limite do possível. E eu não sabia que estava recebendo um ultimato.

Outra ensaiadora pediu atenção. Senti que algo ruim estava por acontecer. E tinha razão.

A primeira atividade no ensaio de segunda-feira foi a leitura de uma lista de substituições nos movimentos e nas coreografias. A limpeza atingiu em cheio a turma que já ficava cada vez mais no fundo.

Fernando Rocha 137

Faltando dez dias para a estreia, ficou claro que a paciência limpa e dançante dos coreógrafos tinha acabado. Fui sacado e substituído por um bailarino profissional que tinha entrado na semana anterior. Deixei de fazer mais de oitenta por cento daquilo a que, até então, tinha me dedicado.

Olhei para o Rossini, nosso repórter cinematográfico, que acompanhava a cena com discrição, competência e o mais importante: com a câmera ligada. Ele tinha todo o diálogo. Todas as reações. Caminhei para a frente da câmera e disse:

— Tudo que eu me matei para entender, tudo que eu ensaiei até agora foi por água abaixo. Acabo de deixar o espetáculo menos sujo. Vou embora. Em nome da higienização da dança.

Expliquei ao diretor que não fazia sentido continuar ensaiando. Estava abalado, humilhado e com o ego em frangalhos. Uma sensação inevitável de ter perdido tempo, de ter sido um idiota por ter acreditado que tudo seria lindo. Foi assim, ao vivo, que anunciei minha saída do projeto. Pedi desculpas por falhar e desejei boa sorte aos meus colegas. Falei que eu era tremeliquento demais para estar ali. Eu tinha sujeira congênita e nenhuma limpeza.

A história reverberou nas redes sociais. Ganhou muito mais tons do que deveria ter ganho. Milhões de mensagens de apoio, outras tantas críticas. A escola mandou uma carta à direção do programa com a assinatura de quase todos os integrantes do grupo (quase todos). Ela reconsiderou algumas mudanças, e quem saiu acabou voltando. A carta também dizia que eu tinha tido uma atitude covarde, que tinha abandonado o barco.

Mais uma vez de frente para as câmeras, pedi desculpas. Li uma parte da carta e disse que não tinha nenhum clima para voltar. Até hoje não consegui entender o que de fato aconteceu. Foi uma pena.

Não deu. Não fui. Não acertei,

Tentei um monte de vezes colocar a perna na frente e levantar o braço certo na hora certa. Tentei na segunda, na terça, errei na quarta, confundi na quinta, tropecei na sexta, no sábado e no feriado. Fui ensaiar de bicicleta, de ônibus. Fui a pé, voltei tarde. Acordei cedo. Quatro meses assim: errando só por uma perna e acertando por outra. Se a esquerda estava errada, então a direita estava certa. E metade do copo podia estar vazio ou cheio. Mas não fiz certo o bastante. O copo nunca transbordou.

Quarenta pessoas em cena. Dançar é coisa séria. Um erro e tudo fica feio. Tinha um monte de movimento para ensaiar, tinha umas linhas torturantes para enfrentar e eu fui ficando café com leite para não atrapalhar. Fui mais para trás um dia um pouquinho, mais para trás na outra semana. E nem percebi quando fui para o fundo do fundo do palco para não atrapalhar. Ainda tinha alegria para mandar às pernas, mesmo que fosse para a perna errada.

Enquanto eu tentava e errava, eu também contava a história de um desafio que era meu e de todo mundo ali comigo. Histórias tristes de depressão e angústia. Não era um espetáculo para profissionais. Os dramas eram reais demais e, também, aos poucos, foram sendo meus dramas reais. Eu tinha aqueles sintomas que credenciavam todos no grupo a estarem ali. Mas isso não é coisa fácil de perceber.

Não tive tempo de explicar para a moça que ensaiava sempre de cara brava e que me dava ordens o tempo todo que eu não usava o celular para fazer selfie, nem para olhar recado. Era uma reportagem. Era um jeito de contar aquela história, que a cada dia ficava tão confusa. Mas ela era amarga demais para entender.

Reconheço que tive trabalho demais e paciência de menos. Reconheço também que às vezes acontece com qualquer jornalista estar no lugar errado na hora errada. Contando histórias erradas.

Não sou bailarino. Sou repórter. Não sei dançar, mas isso não quer dizer que eu não goste de dançar. O problema é que nunca imaginei ter uma relação tão triste com algo que já me fez tão bem. Fui feliz. Fui pleno. Fui de coração aberto. E não deu. Ficou tudo escuro. Tudo muito escuro. Levei alguns meses para tentar entender o que aconteceu comigo.

Fernando Rocha 139

E foi mais que importante sentir o luto desse episódio. Foi fortalecedor. Foi um jeito claro de perceber que eu sofria de depressão, uma doença difícil no diagnóstico e no tratamento. Não tem exame de sangue, não tem coleta de saliva, não tem nível de colesterol, nem ultrassom de imagem. Também não é preciso ficar de cama, nem de licença médica. A vida segue, e na maioria das vezes segue normal. Seguem comigo quase quatrocentos milhões de seres humanos ao redor do planeta Terra com essa mesma doença e, às vezes, tratados com essa mesma irresponsabilidade que massacra o ego em troca de pura ignorância.

Esse número de pessoas com depressão cresce cerca de vinte por cento a cada década. E, como o diagnóstico é multifacetado, os especialistas acreditam que esses índices podem ser ainda muito maiores.

No meu caso as luzes voltaram a se acender aos poucos.

Internamente, porém, eu me sentia bloqueado a dançar do jeito de sempre. Sem lembrar que um dia confundi dança com remédio. A vida foi voltando devagar ao compasso de antes; nas tradicionais reuniões de pauta, o assunto dança/Fernando foi sendo naturalmente retomado. Durante um tempo a experiência frustrante tinha contaminado qualquer ideia relacionada ao tema. Mas nada como o tempo para passar.

A produção da Claudia Leitte, aquela cantora baiana linda que já tinha feito um vídeo elogiando meu rebolado desengonçado, mandou um convite para uma nova aula de zumba.

Lançamento de clipe novo, coreografia sofisticada com o cantor Pitbull, o mesmo que fez com ela a abertura da Copa do Mundo de 2014. Coisa fina. Para fechar o time, Beto Perez, o criador da zumba, a dança fitness mais famosa do mundo.

Só tinha craque no assunto e, naturalmente, conforme foi sugerido, lá fui eu. Nem um pingo de insegurança, nem um pouco de receio. Estava de novo no velho caminho certo dos passos errados.

Ela se lembrou do vídeo elogiando meu estilo. Conversamos sobre tremeliques e afins. Expliquei, orgulhoso, que eu era um "tremeliquento", e ela adorou a expressão. A sala tinha umas cinquenta pessoas. Professores e professoras de academias conceituadas em São Paulo. Todo mundo com aquelas roupas fosforescentes de tão coloridas. Me posicionei entre a terceira e a quarta fila.

Atrás de alguém, tentei encontrar aquele estilo próprio de quem erra e, mesmo assim, parece que só acerta e não importa a coreografia. Importa a forma de posicionamento. Fui pra lá, fui pra cá. E vice-versa. A equipe filmando tudo.

A Claudia me olha, eu avanço uma fila, me olha de novo, eu avanço outra fila. Quando ela me chama, eu já nem sabia para que lado todo mundo ia. Fui para a frente. Fui dançando. Fui do jeito que o coração pedia. Ela parou. E começou a bater palmas. Menos de vinte minutos de aula. Até o Beto Perez tentou dançar igual. Não tinha jeito. Nem eu sabia fazer igual. Não era zumba, não era a coreografia, não era o ritmo certo, não era um tanto de coisa. Mas era dança.

Era mais que dança. Era alma. Eu estava ali. Mais uma vez era uma reportagem. Mais uma vez eu estava contando uma história. Breve. Intensa. Usei de propósito uma camisa vermelha com a palavra "libertas". Não era remédio, era celebração. Eu tinha finalmente reencontrado o caminho. E descobri que o caminho também é um lugar.

Estou atento. Sigo procurando novas formas de queimar calorias e animar os dias. Sou muito feliz por fazer parte de uma equipe que transmite informação útil sobre saúde a milhões e milhões de pessoas e, todos os dias, tem consciência dessa responsabilidade.

Todos os dias antes de o programa começar eu conto uma história sobre assuntos variadíssimos. E fico imaginando que, do lado de lá da telinha, tem alguém que entendeu e entende a vida da mesma forma que eu.

Uma das mais divertidas que contei foi um encontro de duas rodas, dois pedais e duas almas. Ciclovia da Berrini, em São Paulo. Uma bike surrada, um ciclista sem camisa, mas de capacete e atento. Ele para no cruzamento, olha para trás e me pergunta:

— Como é que eu chego até a Praça da República?

— Pega a Brigadeiro lá na frente. — E continuei o caminho.

Lembrei que invariavelmente confundo Brigadeiro Luís Antônio com Brigadeiro Faria Lima. O caminho para elas é totalmente distinto. E pedalei mais rápido para avisar.

— É a Brigadeiro Faria Lima, ok? Ela tem ciclovia.

Ele continuou pedalando e fez aquela cara tão familiar que as pessoas normalmente fazem quando me reconhecem pela voz.

— Caramba! Você é o cara da televisão.

— Sim.

— Caramba! O programa de saúde!

— Sim.

— Eu vejo todo dia! Eu sigo na prática tudo que vocês falam. Eu pedalo quarenta quilômetros e nado dois mil e quinhentos metros todos os dias. E tudo isso há vinte e sete anos. — E continuou o discurso, empolgado. Feliz por ter um interlocutor que parecia ser do ramo (da loucura, pelo menos). — Sabia que a invenção mais importante para a vida do homem é a roda? Ela transporta saúde. Ela move o mundo. Ela constrói os músculos. É tão importante que o mundo é uma roda. E gira, já reparou?

E contou que a bicicleta tinha sido inventada em um período em que os animais que puxavam as carroças começaram a morrer por diversas doenças, até que uma mente brilhante transformou uma carroça em um objeto parecido com o que hoje chamamos de bicicleta. A dele era bem simples. Quase rudimentar. Perguntei por que razão ele não usava espelho retrovisor, já que preferia andar na rua a pedalar na ciclovia.

— Eu me acostumei a fazer uma ginástica que trabalha meus músculos das costas. — Eu o vi fazendo aquela tradicional contorção que a gente usa para conferir se o desodorante venceu. Mas com as duas mãos no guidão da bicicleta. O movimento ganhava uma agilidade impressionante, ainda mais porque ele fazia diversas vezes. Com certeza gastava mais calorias do que simplesmente olhar o retrovisor.

— E buzina, por que você não usa?

— Porque não adianta nada. Pedestres ou ciclistas. Todo mundo anda com fone no ouvido, então eu prefiro fazer uma buzina natural que eu regulo de acordo com a necessidade pelo tom da minha voz. Eu digo: "Aho!". E se precisar digo de novo. É uma saudação xamânica. Neste mundo com tanta buzina, a minha buzina é um namastê! (a luz que existe em mim saúda a luz que existe em você.)

Já estávamos na Faria Lima com a Rebouças e ele tinha uma longa subida pela frente. Antes de ir embora, agradeceu a energia que de alguma forma eu passava todo dia para quem me assistia pela TV. E disse que, se pudesse, ali naquele cruzamento tão conturbado e poluído, passaria por pura gratidão um pouco da luz que vivia dentro dele. Um sol. Mandou um "AHO" e seguiu o caminho pela Rebouças.

Fiquei imaginando que a vida, em diferentes proporções, é feita de encontros assim, e, se eu pudesse, trocaria todas as buzinas, todas as caras fechadas, todo pisão no pé, todos os dias cinza, todas as segundas-feiras por essa luz que você pode chamar do jeito que quiser. Tanto faz. Quando você sentir o efeito, vai descobrir o nome!

"Às vezes, o que a gente procura na copa das árvores a gente encontra mesmo é na raiz."

Epílogo

A medicina é a ciência das verdades transitórias. Quem diz isso são os próprios médicos. O que vale hoje muda amanhã, certezas absolutas e inabaláveis são trocadas por novas afirmativas. Tudo muda, e a cada vez em um tempo menor.

Ao longo desses sete anos convivendo diariamente com médicos de variadas especialidades, fui percebendo que algumas perguntas são mais importantes do que as respostas, simplesmente porque as respostas não são exatas e, muitas vezes, nem existem.

Por exemplo, quantos ovos a gente pode comer por dia? E quanto aos ovos de codorna? Quantos seriam? Quantas xícaras de café são aceitáveis? Depois do almoço, quanto tempo é preciso esperar para entrar na piscina? O que é melhor para curar a ressaca? Chá de boldo? Outra cerveja? Qual o melhor horário para tomar sol e produzir vitamina D? Com ou sem protetor solar? Para fazer uma boa digestão é preciso mastigar quantas vezes?

Se essas perguntas forem feitas a vinte médicos diferentes, teremos vinte respostas distintas. Definitivamente, a medicina não é uma ciência exata. Mas quando a gente procura um médico com uma dor, com um problema ou uma pergunta, tudo o que a gente quer é uma resposta exata.

Nesse oceano de informações tem um espaço de mar revolto quando o assunto é regime, dieta. Eu gosto de dizer que regime não é como uma escova de dente, que só serve para você e não se empresta para ninguém. Regime é mais como uma toalha. Você até empresta, mas não deveria.

Faz três anos que terminei a experiência mais marcante de toda a minha vida. Mais do que regime, eu fiz um exercício de concentração, foco, resistência, persistência, uma luta comigo mesmo. Com o inimigo que mora dentro de mim.

Se pudesse definir a experiência que venho vivendo depois do ponto final da dieta, eu diria que "o preço da liberdade é a eterna vigilância". Não mudei minha personalidade, meu gosto mineiro pela conversa e pela comida de boteco, mas mudei uma chave interna da compensação de tudo isso. E fui colecionando atitudes que faziam e fazem diferença na balança. Uma coisa é certa: se eu descuidar, tudo volta. E volta mais pesado.

Eliminei vinte quilos, e um ano depois cinco quilos reapareceram. Dois anos depois, eles continuam comigo de forma administrável. Negocio com eles todos os dias da semana e todo fim de semana.

Além da balança que fica no banheiro de casa, tenho uma portátil, do tamanho de um livro, que levo nas viagens. Meu peso matinal regula meu comportamento alimentar com mais ou menos rigor. Me habituei a fazer isso. Não tenho nenhum regime para ensinar a ninguém, mas coleciono algumas dicas que deram certo comigo nessa jornada. São dicas sinceras de um ex-gordinho que luta todo dia, e que cada vez mais entende que a vida é mesmo todo dia.

Espere vinte minutos para repetir a refeição. É o tempo de que o seu cérebro precisa para assimilar que o organismo recebeu alimento. Preste atenção no que o seu corpo pede. Às vezes não é fome, é sede. Os neurotransmissores que acionam sinais de fome são os mesmos da sede. Tome água para ver se a fome passa. Tenha uma agenda positiva. Isso faz bem para o corpo e para a alma. Ocupe as horas vagas, preencha espaços vazios, crie novas rotinas.

Fernando Rocha 147

Coloque em ação o projeto dez mil passos por dia. Isso não é para ser necessariamente uma atividade física. É movimento. Hoje existem dezenas de dispositivos para contar os passos: aplicativos de celular, pulseiras, relógios e podômetros simples que podem ser colocados no bolso, na bolsa ou no cinto.

Não se esqueça que menos de dez mil passos por dia significa vida sedentária. Com essa regra não tem negociação. Quem troca o carro pelo transporte público acrescenta, por dia, quatro quilômetros de caminhada. Vale também sempre trocar o elevador pela escada para subir um andar ou descer dois.

Compre uma balança e saiba sempre qual é o seu peso. Se pese sempre na mesma hora do dia (pela manhã, por exemplo). Tenha metas realistas, mas não abra mão delas.

Se, durante o fim de semana, a situação sair do controle, estabeleça um dia da semana para chegar de novo ao peso. Quarta-feira, por exemplo. Não tenha medo da balança. Nunca.

Repare na oferta de alimentos a sua volta. Perceba como existe coisa gordurosa, processada, açucarada, salgada em cada vitrine do seu caminho. Aprenda a olhar sem desejo para esse tipo de comida. Leia os rótulos e descubra razões para isso. Treine seu olhar para as frutas ou alimentos menos industrializados. E faça disso um hábito.

Cuidado com os salgadinhos das recepções. Eles são traiçoeiros. Para essa comida chamada finger food, alguns nutricionistas têm uma regra: do ponto de vista calórico, cinco unidades podem ser equivalentes a uma refeição. Se você atacar quatro minicoxinhas e mais quatro miniempadinhas, vai ter mandado para dentro mais calorias do que um jantar e provavelmente vai continuar com fome. Tudo o que a gente come com as mãos engorda mais do que o que se come com garfo e faca.

Não guarde suas roupas de gordinho. Não considere a possibilidade de um dia usá-las de novo. Já as roupas apertadas, guarde e experimente sempre. Se elas continuarem apertadas por muito tempo, é sinal de que alguma coisa está fora do controle.

Valorize o arroz com feijão. É uma das mais equilibradas e nutritivas combinações e faz parte da nossa cultura brasileira. Valorize também as cores da comida no prato. Quanto mais variedade nos tons de hortaliças e verduras, mais qualidade.

Sempre que possível, prefira pratos menores. O cérebro não diferencia o tamanho e vai mandar a informação de saciedade, independentemente do tamanho do prato.

Seja mais forte que suas desculpas.

Cuidado com os sabotadores da sua disciplina. Normalmente são pessoas adoráveis e próximas de você. Muito próximas. E elas não fazem por mal. Mas saiba distinguir o que é uma sabotagem. Resistir a uma tentação pode ser mais saboroso do que se render a ela. Experimente esse sabor.

É impossível viver sem se preocupar com a rotina alimentar. Você tem que se preocupar com a roupa que vai vestir, tem que pentear o cabelo, tomar banho, cuidar das unhas, da pele... Por que não se preocupar com o que come?

Muita gente come sem pensar. Liga o piloto automático e deixa a vida levar. Não se lembra do que comeu no almoço de ontem, no café da manhã, não repara se tem comido pouca fruta, se tem tomado pouca água ou se tem comido proteína demais. Simplesmente não repara e acha normal que a vida seja assim. Preste atenção.

Esteja presente com você na hora da refeição. Não coma lendo jornal, assistindo televisão, conversando ou teclando no celular. Nem você nem seu cérebro vão perceber o que, de fato, é importante naquele momento.

Se você está com preguiça e quer desistir de fazer ginástica, experimente desistir depois de ter colocado a roupa de ir para a academia. Com relação à comida, tudo o que te deixa feliz no primeiro momento é exatamente o que vai te deixar infeliz um pouco mais adiante. E quase sempre vale a pena ir mais adiante.

Se você se cansar, descanse. Mas não desista.

"O problema
é o frio.
O problema
é o calor.
O problema
é o vento.
O problema
é o que não venta.
O problema é...?
Quem é
o problema?"

Agradecimentos

Minha lista de agradecimentos é imensa, começa no século passado, em especial no teatro. Tantas pessoas e tantas histórias que fizeram parte da minha trajetória que nem conseguiria enumerar aqui.

A televisão foi muito importante para minha trajetória e a passagem pela TV Minas, pela Bandeirantes foram muito especiais, mas a minha longa história na TV Globo que conta com mais de trinta anos foi a que trouxe amigos que atravessam o tempo e estão juntos comigo nessa história inusitada.

Primeiro como repórter esportivo em Belo Horizonte. Um time de craques me ensinou a pisar de mansinho nesse chão, bem devagarinho, e a aprender o tempo da bola. Lauro Diniz, Olga Curado, Tulio Ottoni, Paulo Valadares, Luciana Bistane, Eduardo Tchao, o professor Edmundo Novaes e tantos outros que estiveram nas idas a tantos botecos de Minas!

Mas como dizem que mineiro que não sai de minas tem defeito de fabricação – não é uma matéria prima exportável –, eu também fui impelido a sair.

Passei uma temporada no Rio de Janeiro com João Ramalho, Sidney Garambone, Régis Rosing, Clayton Conservani e Renato Ribeiro. No Rio de Janeiro, aprendi que o menor caminho entre dois pontos nem sempre é uma reta. Às vezes, pode ser uma curva. Aliás, várias curvas. Uma montanha de curvas.

Tinha o sonho de um dia chegar a São Paulo. Mas eu não sabia que a estrada tinha uma parada em Pernambuco que fica muito longe de tudo aquilo que eu achava perto, mas... Mas eu só achava. Eu entendi que o coração é um músculo resiliente.

Descobri que tinha DNA pernambucano. Foram quase cinco anos. Cinco carnavais no Recife de frente pro mar e no alto de Olinda sendo feliz todos os dias e agradecendo a vista mais linda que já tive.

Obrigado!

Vera Ferraz, Paulo Moraes, Jo Mazarollo, Evaristo Filho, George Guilherme. E, claro, obrigado, Recife, pelo inesquecível dia que eu dancei na pista da Fun House no bairro da Torre com a namorada do Hugo Esteves. O nome dela era Gretchen!

O tempo passou sobre o tempo. E chegou a hora de vir pra São Paulo fui repórter de esporte por dois anos. Tempo suficiente pra mudança mais importante da minha vida, com a ajuda de quem hoje mora no céu: o querido Marco Mora. Ele coordenou uma mudança que seria delicada de forma simples. Generosa.

Então, veio a transformação mais importante desde meu nascimento no bairro da Graça, em Belo Horizonte, em um domingo de novembro, em 1966: fui pra editoria de jornalismo. E lá estavam a Cris Piasentini e a Denise Sobrinho. Lá também estava, de forma embrionária, o projeto de um programa de saúde que eu não sabia, mas que também iria transformar minha vida pra sempre. A lista de gratidão vai ganhando outros nomes, Carlos Henrique Schroder, Ali Kamel, Mariano Boni e Silvia Faria.

A estreia do programa foi no dia 11 de fevereiro de 2011. São quase oito anos! Mais de dois mil dias dizendo bom-dia! Gostaria de agradecer a Patrícia Carvalho, que além de tudo é mineira. A diretora que virou amiga, mas hoje é uma espécie de prima que também é irmã. Essas coisas que existem em Minas Gerais. Karina Dorigo é também amiga de alma. De abraço e de coração apertado.

Fernando Rocha 153

Leda Pasta, também participou da caminhada e tem todos esses adjetivos. Ivone Happ deu sequência. Mariana Ferrão, Flávia Freire, Michele Loreto, que dividiram a cena comigo na apresentação. Fico à vontade pra dizer que amo as três! Milhares de médicos de centenas de especialidades. Muito obrigado a todos vocês. A nossa equipe. Ao nosso todo dia. Ao que deu acerto ao que vira.

Ao tempo que ainda nos resta, muito obrigado.

Muito obrigado! A travessia é oceânica!

Gratidão por esses dias!

Este livro foi composto na tipografia ITC Novarese Std , em corpo 11/16, e impresso em papel off-white no Sistema Cameron da Divisão Gráfica da Distribuidora Record.